DE

L'INFLUENCE MÉDICATRICE

DU

CLIMAT DE NICE

OU

GUIDE DES MALADES DANS CETTE VILLLE

PAR LE

Chevalier MACARIO,

Docteur en médecine de la Faculté de Paris, associé national de
la Société d'anthropologie de la même ville, correspondant des
Sociétés médicales de Lyon, Marseille, Nimes, St-Etienne,
Besançon, Chambèry, de l'Acad. de médecine de Turin, de la
Soc. médico-psychologique de Paris, de la Soc. historique du
Cher, des Soc. d'agriculture, sciences, belles-lettres et arts
d'Orléans et de Poligny (Jura), de l'Acad. des sciences et
lettres de Montpellier, lauréat de la même Académie, de la Soc.
de médecine de Bruges, lauréat de la même Société, etc., etc.

Deuxième édition, corrigée et augmentée.

OUVRAGE APPROUVÉ PAR L'ACADÉMIE DE MÉDECINE DE PARIS.

PARIS,

GERMER-BAILLIÈRE, rue de l'Ecole-de-Médecine, 17

1862.

DE L'INFLUENCE MÉDICATRICE

DU

CLIMAT DE NICE.

Lyon. — Impr. de Louis Perrin.

DE

L'INFLUENCE MÉDICATRICE

DU

CLIMAT DE NICE

OU

GUIDE DES MALADES DANS CETTE VILLE

PAR LE

Chevalier MACARIO,

Docteur en médecine de la Faculté de Paris, associé national de
la Société d'anthropologie de la même ville, correspondant des
Sociétés médicales de Lyon, Marseille, Nîmes, St-Etienne,
Besançon, Chambéry, de l'Acad. de médecine de Turin, de la
Soc. médico-psychologique de Paris, de la Soc. historique du
Cher, des Soc. d'agriculture, sciences, belles-lettres et arts
d'Orléans et de Poligny (Jura), de l'Acad. des sciences et
lettres de Montpellier, lauréat de la même Académie, de la Soc.
de médecine de Bruges, lauréat de la même Société, etc., etc.

Deuxième édition, corrigée et augmentée.

OUVRAGE APPROUVÉ PAR L'ACADÉMIE DE MÉDECINE DE PARIS.

PARIS,

GERMER-BAILLIÈRE, rue de l'Ecole-de-Médecine, 17

1862.

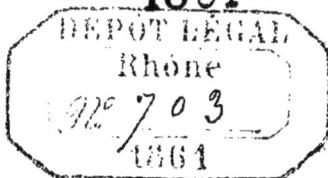

OUVRAGES DU DOCTEUR MACARIO.

1° Du sommeil dans l'état de santé et de maladie, précédé d'une lettre du docteur Cerise, 1 vol. in-8, 1857. Chez Perisse frères, Paris, rue Saint-Sulpice, n. 38 ; et Lyon, rue Centrale, n. 60.

2° Du traitement moral de la folie. Paris, chez Germer-Baillière, 1843.

3° De la démonomanie, *in Ann. médico-psychol.* Paris,1844.

4° Des hallucinations, *in Ann. médico-psychol.* Paris, 1846 et 1847.

5° De la paralysie hystérique, *in Ann. médico-psychol.* Paris, 1844.

6° Des rêves, *in Ann. médico-psychol.* Paris, 1846.

7° De la paralysie dans la pneumonie, *in Bull. de thérapeut.* Paris, 1850.

8° Topographie médicale du canton de Sancergues (Cher). Bourges, 1850.

9° Des affusions froides dans quelques maladies nerveuses, *in Ann. médico-psychol.* Paris, 1851.

10° De l'efficacité des inhalations iodées dans la phthisie, *in Bull. de thérapeut.* Paris, 1851.

11° Des fièvres continues graves, dites typhoïdes, *in Union médic.* Paris, 1857.

12° De l'embarras gastrique, *in Abeille médic.* Paris, 1852.

13° De la pneumonie aiguë chez les paysans, *in Moniteur des hôp.* Paris, 1853.

14° Des pulsations abdominales-idiopathiques. *in Ann. méd. de la Flandre occid.* Roulers, 1853.

15° De la pneumonie (2ᵐᵉ édition, augmentée), *in Ann. médic. de la Flandre occid.* Roulers, 1854.

16° Des paraplégies essentielles, *in Ann. méd. de la Flandre occid.* Roulers, 1854.

17° Des inhalations anesthésiques dans l'éclampsie, *in Revue de thérapeutique médico-chirurgicale*. Paris, 1854.

18° Des fièvres intermittentes, *in Gaz. méd. de Lyon*, 1856.

19° De la colique nerveuse, *in Gaz. méd. de Lyon*, 1855.

20° Des paralysies dynamiques ou nerveuses. — Ouvrage couronné par l'Académie des sciences de Montpellier. (Médaille d'or ; prix 1855.) Paris, chez Germer-Baillière, 1859, 1 vol. in-8.

21° Du traitement des fistules par les injections au nitrate d'argent, *in Revue thérap.* 1854.

22° Des bains de vapeur térébenthinée. — *Union méd.* 1857.

23° De la chlorose dans les deux sexes, *in Ann. méd. de la Flandre occid.*, 1859.

24° De la dyssenterie, *in Ann. médic. de la Flandre occid.* 1859.

25° Du maillot humide dans le trait. du rhum. artic. aigu, *in Abeille médic.* Paris, 1858.

26° Du traitement des névralgies et des affect. goutteuses, rhumatism. et catarrhales chroniques, par les bains de vapeur térébenthinée, *in Archives gén. de méd.* Paris, 1859.

27° Leçons d'hydrothérapie professées à l'Ecole pratique de médecine de Paris. (2me édition.) 1 vol. in-12. Paris, chez Germer-Baillière. 1860.

28° Du traitement des fièvres intermittentes et de la cachexie paludéenne. — Mémoire couronné par la Soc. médico-chir. de Bruges. (Médaille d'or ; prix 1859.) — *In Annales de* ladite Société et *Gaz. méd. de Paris.* 1860.

En préparation :

De la diptbérite (croup et angine couenneuse).
Topographie médicale de Lyon.
Essai de clinique rurale. 2 forts vol. in-8.

———

NOTA. — Le *Traité du Sommeil et des Rêves*, les *Leçons d'hydrothérapie* et les *Paralysies dynamiques*, etc., se trouvent chez Visconti, à Nice.

A mon meilleur Ami,

NOEL GUÉNEAU DE MUSSY,

Professeur agrégé à la Faculté de médecine de Paris,

Médecin des Hôpitaux,

Chevalier de la Légion d'honneur, etc., etc.

M. MACARIO.

AVIS.

—

Le travail qui paraît aujourd'hui sous le titre *de l'Influence médicatrice du Climat de Nice* a été l'objet d'un rapport très-favorable lu à l'Académie impériale de médecine de Paris, dans sa séance du 9 octobre 1860, par M. Chatin, au nom de MM. Bussy, Guérard et le sien.

Après avoir analysé et fait ressortir toute l'importance du Mémoire en question et rappelé les précédents travaux de l'auteur, le rapporteur termine en proposant au vote de l'Académie les conclusions suivantes :

1° Remercier M. le docteur Macario ;
2° Renvoyer son Mémoire au Comité de publication ;
5° Appeler l'attention de l'Académie sur les titres scientifiques de M. Macario à l'une des places de correspondant.

Ces conclusions sont mises aux voix et adoptées par l'Académie.

AVANT-PROPOS.

Dans son admirable *Traité des airs,
des eaux et des lieux*, Hippocrate éta-
blit la nécessité et l'importance des to-
pographies médicales et indique en quoi
elles doivent consister. Le médecin con-
sidérera : 1° les saisons dans leurs révo-
lutions régulières et dans les vicissitudes
ou intempéries que chacune d'elles peut

éprouver pendant son cours ; 2º les vents, partagés en ceux qui sont communs à tous les pays, et ceux qui règnent plus particulièrement dans une contrée; 3º les qualités des eaux; 4º la situation de la ville dans laquelle il vient exercer pour la première fois ; 5º enfin, il s'informera du régime des individus qu'il aura à soigner ; et, par régime, il ne faut pas seulement comprendre les aliments solides et les boissons, mais, comme l'auteur l'explique lui-même en partie, § 1er, *in fine*, le genre de vie tout entier.

Mon premier soin, en venant m'établir à Nice pour y exercer la médecine, fut de mettre à exécution les sages préceptes du divin vieillard de Cos. Dans cette ville, j'eus le bonheur de faire la connaissance de M. Teysseire, qui, depuis douze ans, prend les observations météorologiques avec un soin extrême, il a bien voulu me confier ses tables, qui,

jointes à celles de Fodéré, Risso et Roubaudi, comprennent une période non
interrompue de plus d'un demi-siècle, à
savoir depuis 1802 jusqu'à 1860 inclusivement. C'est sur cette large base que
sont fondées mes études sur l'influence
médicatrice du climat de Nice. Je les
livre avec confiance à l'appréciation de
mes confrères et je m'estimerai heureux
si elles peuvent servir à les éclairer dans
le choix d'une station d'hiver.

Dès la plus haute antiquité, on a toujours conseillé aux malades atteints d'affections pulmonaires chroniques le séjour des plages de la Méditerranée pendant la mauvaise saison, et l'expérience
s'est prononcée favorablement sur l'utilité d'un tel séjour.

Les anciens, dont les connaissances en
chimie étaient nulles, étaient arrivés à ce
résultat par une longue et patiente observation, et la science moderne s'est,

depuis, rendu raison de l'efficacité de l'air de la mer dans le traitement de ces maladies.

Pour bien comprendre cette efficacité, il importe, avant tout, de connaître la composition chimique de l'eau marine. Nous nous bornerons à donner ici l'analyse des eaux de la Méditerranée, car c'est sur ses plages qu'on envoie généralement les malades passer la saison de l'hiver. Nous ajouterons seulement que l'eau de la Méditerranée est plus riche en principes fixes que celle de l'Océan. Voici sa composition d'après l'analyse de M. Laurent :

	litr.
Acide carbonique.	1,220

	gramm.
Chlorure de sodium.	27,226
Chlorure de magnésium.	6,140
Sulfate de magnésie.	7,020
Sulfate de chaux	0,020
Carbonate de magnésie et de chaux . .	0,200

Comme on le voit, sur 41,74 en principes fixes le chlorure de sodium atteint le chiffre de 27,22 , le chlorure de magnésium celui de 6,14 et le sulfate de magnésie celui de 8,02. La proportion des carbonates (0,20) et de l'acide carbonique (0 litre 20) est tout à fait insignifiante et ne doit pas entrer en ligne de compte dans l'efficacité thérapeutique de l'eau de mer.

Outre les principes que nous venons d'énumérer, on a trouvé dans l'eau de la Méditerranée de l'ammoniaque (Marcet), de la potasse (Laurent), de l'iode (Krugger) du brome (Balard), du fer et du manganèse (Mialhe et Figuier), etc. Les bromures ont été dosés comme il suit par MM. Mialhe et Figuier :

Bromure de sodium 0,10
Bromure de magnésium 0,03

★

La proportion du chlore est , suivant MM. Pelouze et Reiset, de 20 à 21 p. %. d'eau. Enfin, l'eau de mer renferme une matière limoneuse , phosphorescente , grasse au toucher, dont l'analyse n'a pu saisir la nature, mais qui doit être très-complexe, à en juger par la quantité prodigieuse d'êtres organisés , animaux et végétaux, qui naissent, vivent, meurent et se putréfient dans ce même milieu. (C. JAMES). — Or, c'est évidemment à ces principes que l'eau de mer doit d'exercer une salutaire influence sur l'organisme des malades. C'est à ces mêmes principes qu'il faut également attribuer l'efficacité de la respiration de l'air marin, car il est cerain qu'il se dégage constamment du sein des eaux de la mer, non-seulement de l'iode , comme l'a prouvé M. Chatin (1), mais encore du

(1) M. Chatin a trouvé l'iode ($\frac{1}{150}$ de milligram.

brome et peut-être du chlore. Voilà déjà une cause de l'action médicatrice de l'air de la mer, mais elle n'est pas la seule. Nous avons dit que c'est surtout à ses principes fixes que l'eau de la mer doit sa puissance curative. Or, il est démontré que ces principes sont respirés avec la poussière d'eau qui s'échappe de la surface marine, surtout lorsque les vagues sont agitées par les vents et brisées contre le rivage. Les marins connaissent parfaitement cette salure de

---

par litre) dans l'eau de pluie tombée à Nice dans la première quinzaine d'octobre. Cet iode existait évidemment dans l'air, d'où il a été précipité par la pluie.

Suivant M. Rilliet, de Genève, enlevé prématurément à la science, quelques malades ont subi l'intoxication iodique par le seul fait de leur séjour au bord de la mer, où l'on n'absorbe cependant, comme l'a démontré M. Chatin, que $\frac{1}{8}$ à $\frac{1}{10}$ de milligr. d'iode par jour.

l'air que la brise leur souffle au visage par certains temps, et ceci n'est pas une hypothèse ; l'analyse chimique en a fourni la preuve incontestable. M. le docteur Dutrouleau a déterminé la proportion des principes fixes qui pénètrent dans l'organisation par les voies respiratoires. Il recueillit, à cet effet, les urines de quelques-uns des malades qu'il soignait, et les analyses chimiques ont prouvé que l'inhalation par le séjour prolongé au bord de la mer et par des promenades en bateau, introduisait jusqu'à 7 gram. 80 de chlorure de sodium par litre d'urine rendue. C'est donc lorsque la mer est agitée qu'elle répand dans l'atmosphère une grande quantité de poussière d'eau, et partant de principes fixes. Mais malheureusement il serait imprudent, comme le dit le docteur Sales-Girons, d'exposer les phthisiques et les catarrheux sur la plage par les temps de grosse mer. C'est pourquoi il conseille fortement d'établir sur toutes les plages maritimes des salles de respiration à l'eau de mer poudroyée, d'après le système qu'il a créé dans l'établissement thermal de Pierrefonds, qu'il dirige avec tant d'habileté. Mais en attendant que la nouvelle méthode soit popularisée, on doit conseiller aux malades atteints de certaines affections pulmonaires chroniques, de fréquentes promenades en bateau et des excursions sur les bords de la mer par des temps calmes, en leur indiquant de préférence les côtes où abondent les varecks et les plantes marines.

Nous avons dit que c'est sur les bords de la Méditerranée qu'on envoie, en général, les phthisiques et les catarrheux, et c'est avec raison, car, comme l'observe M. le docteur Durand, l'air qu'on respire sur les bords de la Manche et de la Baltique, par exemple, serait funeste, à cause de sa trop grande vivacité et de son inégalité, aux malades chez lesquels les tubercules pulmonaires sont dans leur période d'activité, et pour qui l'excitation des bronches par un air salin et d'inégale température, serait une cause puissante d'hémoptysie et un acheminement rapide vers la fonte tuberculeuse.

Cela posé, quelle est la plage de la Méditerranée qu'on doit indiquer de préférence aux poitrinaires en général? Pour moi le choix n'est pas douteux, et je soutiens, contrairement à l'opinion qui semble prévaloir, depuis quelques années, parmi un certain nombre de médecins, en faveur d'Hyères, de Cannes, d'Alger, de Menton, etc., qu'il n'y a point de plages sur la Méditerranée dont les influences climatériques soient plus favorables aux maladies chroniques de la poitrine en général , que celle de Nice. Une étude topographique et météorologique approfondie de cette ville et de son bassin mettra hors de doute, je l'espère , la véracité de cette assertion.

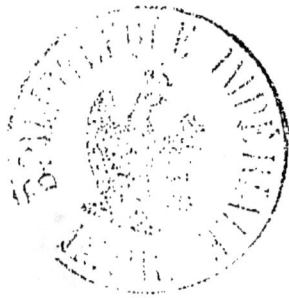

CHAPITRE PREMIER.

MÉTÉOROLOGIE.

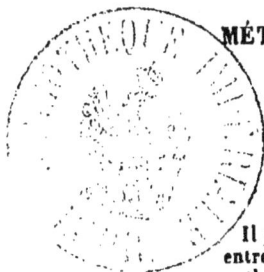

Il y a un rapport immédiat et nécessaire entre la météorologie d'une part, et la pathologie, l'hygiène et la thérapeutique d'autre part.

(Dict. de Méd. de Nysten. 11e édit., revue par E. Littré et Ch. Robin.

L'application de la météorologie à l'hygiène et à l'art de guérir est d'une importance capitale. Toutes les maladies des organes respiratoires, en effet, et un grand nombre de celles des organes digestifs ont pour cause les vicissitudes atmosphériques.

1

La classe si nombreuse des affections catarrhales et rhumatismales n'en reconnaît pas
d'autres. Tous les praticiens savent que le
retour de l'automne et de l'hiver amène celui de ces affections ; mais on n'a jamais
établi rigoureusement la relation qui existe
entre certains changements atmosphériques
et le nombre et la mortalité des malades.
Toutes ces études sont encore à faire, elles
formeront un jour la base d'une hygiène ra-
tionnelle et elles nous apprendront quel est
le climat le plus propre à amener la guérison
de telle ou telle maladie, car il est hors de
doute que certains climats conviennent à
certaines maladies, à certaines constitutions,
et le jour où l'hygiène sera assez avancée
pour indiquer à chacun le pays qu'il doit
préférer, la puissance de la médecine,
comme le disent les auteurs de l'*Annuaire
météorologique* de la France, sera pour
ainsi dire doublée.

C'est encore à la météorologie et à la physique du globe qu'on doit demander la cause
de ces grandes épidémies qui, à certains intervalles, parcourent le monde, en laissant
derrière elles le deuil et la désolation ; car
il est évident que l'air et la terre sont les
milieux à travers lesquels se transmet le
principe morbifique.

Cela posé, nous allons exposer avec soin

les diverses séries météorologiques qu'on a
observées à Nice depuis plus d'un demi-
siècle.

I. — Thermométrie.

Suivant l'heureuse expression de M. Roubaudi, le bassin de Nice est une véritable
serre chaude où le thermomètre descend rarement au-dessous de zéro pendant l'hiver,
tandis qu'en été, exposé au midi et à l'abri
de la brise engendrée sans cesse par l'é-
chauffement divers de la terre et de la mer,
il ne s'élève presque jamais au-dessus de
28° centigrades (1). D'après les observations
de Fodéré, en effet, qui comprennent une période de cinq années (depuis 1802 jusqu'à
1806), les deux extrêmes du froid et du
chaud sont de zéro, pour le premier, pendant
5 à 6 jours du mois de janvier, et de 25° à 30°
centig. pour le second pendant 10 à 12 jours
du mois d'août. Risso, dans l'espace de trente-
cinq ans, c'est-à-dire depuis 1806 jusqu'à
1841, a vu, il est vrai, le thermomètre centigrade descendre une fois à — 9° 4, mais

(1) Roubaudi. — *Nice et ses environs.* 1849.

c'était dans la nuit du 11 janvier 1820, le plus terrible hiver qui ait peut-être jamais existé dans cette contrée et qu'on ne verra certes pas se renouveler dans l'espace d'un siècle. Pour les autres années, ses observations thermométriques s'accordent avec celles de Fodéré. La température la plus élevée qu'il lui ait été donné d'observer dans ce même laps de temps a été de 34° 4. — M. Roubaudi, dans un espace de 13 années (depuis 1830 jusqu'à 1842 inclusivement), n'a vu que deux ou trois fois par an le thermomètre descendre au-dessous de zéro pendant l'hiver, et encore cela n'arrive pas régulièrement tous les ans, mais seulement dans la proportion de deux années sur trois. La plus basse température remarquée par cet observateur a été de — 2° 5 centig., mais le mercure ne se maintint à ce degré que peu d'instants ; il remonta vers le milieu de la journée à + 6° + 15° + 18° centig.

La température la plus élevée a été de 31° 8.

Dans les douze dernières années, c'est-à-dire depuis 1849 jusqu'à 1860 inclusivement, M. Teysseire a vu sept fois le thermomètre centig. descendre au-dessous de zéro pendant l'hiver. En 1851, en effet, il descendit à — 1° 3 ; en 1852, à — 1° 5 ; en 1853, à — 1° 3 ; en 1854, à — 3° 6 ; en 1855, à —

2° 7; en 1858, à — 0° 7; en 1859, à —
1° 6; et enfin, en 1860, à — 1° 6. Mais,
comme nous l'avons déjà fait remarquer à
propos des observations de M. Roubaudi,
ce degré de froid n'a duré que quelques instants. La température la plus élevée que le
thermomètre atteignit, dans ce même espace
de temps, fut de 52° 7, le 23 septembre
1853. Cette chaleur, tout à fait exceptionnelle et extraordinaire dans ce mois surtout,
a été causée par le vent d'Afrique (libeccio),
qui se fit sentir ce jour-là avec intensité.

En hiver, la moyenne de la température,
dans la campagne de Nice, est, d'après la
statistique de Mahlmann citée par M. Carrière, de + 9° 3 centig., tandis que celle
de Florence n'est que de + 6° 8, et celle de
Rome de + 8° 1. Elle est donc à peu près
égale à celle de Naples, qui est de + 9° 9;
mais la température de Nice a sur cette dernière ville l'avantage d'une plus grande uniformité. En automne et au printemps, la
moyenne y est de 17° à 18°, et en été, de 22°
à 23°.

Pendant les différentes saisons, la température sur cette plage se modifie d'une manière graduelle, et les oscillations mensuel-
les, depuis le mois de septembre jusqu'au
mois de février inclusivement, peuvent être
évaluées ainsi : la moyenne, pour le premier

de ces mois, étant de 21° 6 centig., celle des autres, par ordre de succession, est de 16° 8, 12° 6, 9° 2, 8° 1, 9° 5. Elle diffère très-peu de la moyenne que nous avons tirée des tables de M. Teysseire. En effet, la moyenne du mois de septembre ayant été de 21° 20, celle des autres, par ordre de succession, a été de 16° 58, 11° 55, 8° 55, 7° 86, 8° 54.

Ainsi, comme on le voit, l'automne et l'hiver se succèdent sans déterminer de grandes variations dans la thermalité; la différence qui les sépare n'étant que de 6° 8; la moyenne différentielle des mois dans leur passage de l'un à l'autre confirme également cette modération de la température, elle n'est, en effet, que de 2° 5.

C'est donc avec raison que la température de la campagne de Nice, pendant la mauvaise saison principalement, a été considérée de tout temps comme fort douce et très-favorable à la solution des maladies des voies respiratoires. Aussi les Romains venaient-ils déjà passer leurs hivers dans cette contrée, comme le font aujourd'hui les Anglais, les Russes, les Français, les Allemands, et tant d'autres habitants des régions septentrionales.

La beauté et la sérénité du ciel, la nature toujours renaissante, l'air embaumé qu'on

y respire ajoutent de nouveaux charmes à
ceux de la température et y attirent irrésis-
tiblement les malades des pays moins bien
favorisés.

Cependant, il importe de faire remarquer que dans ces saisons, comme le dit
M. Carrière, de grands changements ont
souvent lieu le soir et le matin, plus rarement dans le milieu de la journée ; la transition se fait brusquement : par exemple, le
S.-E. et le S. passent rapidement au N.-N.-
E., au N. et au N.-O. Les effets sont d'autant plus vifs, surtout chez les malades, que
la différence est énorme entre les surfaces
traversées par les vents avant leur entrée
dans le bassin. Ainsi, lorsque le temps est
beau pendant le règne d'un vent septentrio-
nal, il fait froid à l'ombre, tandis qu'il fait
chaud au soleil, car la différence de thermalité qui sépare les deux milieux représente
une transition violente dans le climat lorsqu'on passe brusquement et sans précaution
de l'un à l'autre.

Ces inconvénients n'ont lieu que le soir
et le matin, et par conséquent il est facile de
s'en préserver ; le reste de la journée appar-
tient aux influences maritimes. (CARRIÈRE,—
Climat d'Italie.)

II. — Barométrie.

M. le colonel Sykes a remarqué que, par
son peu de mobilité, par l'absence de violentes perturbations, l'oscillation de la pression atmosphérique à Nice tient, comme
celle de la température, des climats inter-
tropicaux. Elle ne varie, en effet, que de
0,054 dans le courant de l'année. Terme
moyen, le mercure est à 0ᵐ 757 ; la plus
grande élévation a lieu en hiver ; elle est de
0ᵐ 777 à 0ᵐ 778. En été, la colonne barométrique ne descend pas au-dessous de 0ᵐ
750.

Cet abaissement est ordinairement l'avant-
coureur des pluies, des ouragans et des
vents impétueux. La plus grande élévation,
par contre, est presque toujours suivie et
précédée de belles journées. Cependant le
baromètre à Nice, comme partout ailleurs,
est sujet à des anomalies : « Le mercure,
dit M. Roubaudi, s'élève parfois par un
temps humide et pluvieux, tandis que d'au-
trefois il s'abaisse considérablement par un
temps sec et beau. Ces anomalies sont souvent produites par des contrastes de vent du
Sud et de vent du Nord. On observe que,

lorsque ces deux vents règnent simultané-
ment, l'un dans la région supérieure de l'atmosphère, l'autre dans la région inférieure,
si le vent le plus près de la terre est Nord, et
le vent le plus haut Sud, il ne pleuvra pas,
quoique le baromètre soit très-bas ; mais, en
général , ces variations sont l'effet de changements survenus dans l'atmosphère. Le
beau temps suit presque toujours les éléva-
tions : un temps mauvais , le vent succèdent
aux dépressions, et, lorsque ces variations
sont subites, considérables, le beau ou le
mauvais temps est de courte durée. »
Loc. cit.

Il importe de remarquer ici, en passant,
qu'une si forte pression atmosphérique unie
à une si légère oscillation, n'est pas sans
exercer une influence hygiénique et même
médicatrice dans les maladies des voies respiratoires particulièrement.

III. — Anémologie.

La pureté de l'air à Nice ne le cède pas
à la douceur de la température.

« L'air de Nice, dit M. Naudot, est soumis
à des courants aériens réguliers, espèces de
vents alizés qui soufflent successivement de

tous les points de l'horizon; ils éprouvent des
perturbations plus ou moins marquées par
les vents généraux et accidentels ; mais de
juin à octobre, ils deviennent dominants et
semblent prendre, à cette époque de l'année,
la forme des vents étésiens. La marche de
ces vents périodiques, en harmonie avec la
révolution diurne du soleil, peut être repré-
sentée par un cercle divisé en deux sections :
de tous les points de l'horizon maritime soufflent, pendant le jour, sur le bassin de Nice,
des vents d'Est, Sud ou Sud-Ouest. Pendant
la nuit, partent de la seconde moitié du cercle horaire des courants atmosphériques
qui refluent des montagnes vers la mer. »
(NAUDOT. *Du Climat de Nice.* 1842.)

« Le phénomène météorologique dont nous
venons de parler, poursuit M. Naudot, espèce de marée aérienne dont le flux et le
reflux croissent et décroissent deux fois
en vingt-quatre heures, reconnaît pour cause
la condensation et la dilatation alternative
de l'air. Chaque point du bassin abrupte
et calcaire de Nice, échauffé successivement
par l'ardeur des rayons solaires, attire pro-
portionnellement à la quantité de calorique
qu'il a reçu, l'air de la mer ; le fluide aé-
rien raréfié, subissant, comme la lumière, la
loi de réflexion, est renvoyé sur la ville sous
des angles divers. Le matin, l'air dilaté de

la mer, rencontrant la côte Est du golfe échauffé par les premiers feux du jour, vient s'y heurter, puis il est projeté sur Nice avec l'apparence d'une brise orientale. Au milieu du jour, la puissance calorifique des rayons solaires, élevant à un haut degré la température du fond du bassin et des montagnes vis-à-vis de la mer, produit le vent direct du Sud. Au déclin du jour, le soleil, en raréfiant les couches d'air voisines des collines, qui du Var se terminent à Cimiès, amène les courants du Sud-Ouest. Le soir, le fluide atmosphérique des régions supérieures condensé par l'absence du soleil, reflue graduellement vers la mer, sous la forme de brises septentrionales, jusqu'au moment où le soleil, rentrant dans sa carrière, rappelle les brises du Sud. »

Ainsi, l'air de la campagne de Nice est pour ainsi dire balayé deux fois en sens inverse dans les vingt-quatre heures : la nuit par les vents du Nord qui descendent vers la mer, et le jour par les vents du Sud qui remontent de la mer vers la chaîne des montagnes disposées au-dessus de la ville en un triple amphithéâtre.

Ces vents sont bienfaisants, ils renouvellent l'air et lui impriment un grand degré de pureté. On dirait que, dans cette heureuse contrée, la nature se plaît à entourer les malades de toute sorte de soins et de précautions. Le jour, époque de la vie active, ce sont les vents du Sud qui viennent attiédir l'air qu'on respire. La nuit, temps consacré au repos et au sommeil, les habitants étant bien abrités des mauvaises influences extérieures, ce sont les vents du Nord qui soufflent sur la ville. Si l'inverse avait lieu, Nice ne serait qu'une plage inhospitalière funeste aux malades qui viennent lui demander un remède à leurs maux.

Suivant Fodéré, les vents dominants dans la campagne de Nice sont les vents d'Est et du Sud, dans le trimestre du printemps; les vents du Sud et Sud-Est, dans le trimestre d'été; les vents d'Est, d'Ouest et du Nord-Est, dans le trimestre d'automne; et les vents du Nord, d'Est, d'Ouest et du Sud, dans le trimestre d'hiver.

Année commune, d'après Fodéré, le Sud souffle 124 jours, l'Est 80 jours, le Nord 52 jours, l'Ouest 50 jours, le Sud-Est 30 jours, le Sud-Ouest et le Nord-Est 20 jours; il y a 8 à 12 jours de vents variables. Cette campagne est garantie par le Montecalvo des vents du Nord-Ouest, qui soufflent assez fréquemment sur les hauteurs (1).

_____

(1) Il ne faut pas oublier qu'il n'est question ici

Les mêmes vents règnent le long de la mer, mais avec cette différence que Villa-franca, Monaco et Menton sont beaucoup plus exposés aux vents d'Est et de Sud-Est, vents desséchants , extrêmement nuisibles aux animaux et aux plantes. (FODÉRÉ, *Voyage aux Alpes maritimes.*)

Or, qui croirait qu'après avoir si bien constaté la direction des vents et leur prédominance respective toute favorable à la campagne de Nice, qui croirait, dis-je, que Fodéré conseille aux malades atteints de phthisie pulmonaire de fuir la plage niçoise et leur indique de préférence le séjour d'Hyères et de Menton. Mais la salure de l'air de la mer, puisqu'il croyait que cette salure

---

que des vents observés pendant le jour, depuis dix heures du matin jusqu'au coucher du soleil. Quant aux vents de la nuit, ils soufflent toujours du Nord avec de légères oscillations vers le N.-E. et vers le N.-O.

Les observations de M. Roubaudi semblent , en apparence, contradictoires à celles de Fodéré par rapport aux vents. La différence vient, comme le remarque M. Carrière, de ce que M. Roubaudi a fait entrer dans ses appréciations le jeu de la ventilation pendant la nuit et le jour, tandis que Fodéré n'a calculé les prépondérances que sur la ventilation diurne.

était nuisible aux phthisiques, se fait aussi bien sentir à Menton qu'à Nice. D'ailleurs, il est reconnu maintenant que, d'une part, ce sont précisément les principes fixes et volatils de l'eau de mer qui sont utiles dans les maladies chroniques de la poitrine. D'autre part, Nice est mieux abritée des vents nuisibles que les deux villes dont il s'agit, puisque, de l'aveu même de ce savant médecin, Menton est beaucoup plus exposé aux vents d'Est et de Sud-Est, *vents desséchants*, dit-il, *et extrémement nuisibles aux animaux et aux plantes*, et Hyères est ravagée par le mistral.

En vérité, une telle contradiction frappe de nullité l'opinion du bon et vénéré Fodéré, relativement à l'influence médicatrice du séjour des poitrinaires à Nice, et les malades continueront, comme par le passé, d'affluer vers cette plage, malgré l'avis contraire de quelques médecins qui se prononcent contre le climat de Nice sans le connaître.

Nous avons dit plus haut que c'est principalement la salure de l'air de la mer qui est utile dans les maladies de poitrine, et en particulier dans la phthisie pulmonaire, et c'est sur ce principe qu'est fondée la nouvelle méthode du docteur Sales-Girons, qui consiste à faire respirer aux malades l'eau de mer pulvérisée, à l'aide d'un ingénieux appareil de son invention qui a reçu l'approbation de l'Académie de médecine de Paris. Par cet appareil, l'eau est brisée en poussière si fine, qu'elle reste suspendue dans l'atmosphère de la salle et que le malade, en respirant naturellement, la fait pénétrer dans les bronches. C'est la solution du problème tant cherché, pour les maladies de poitrine surtout : *Appliquer le remède sur le mal.*

On conçoit facilement que l'eau de mer n'étant que brisée, chacune des particules, si petite qu'elle soit, porte en elle la minéralisation intégrale du médicament.

Or, si cela est vrai, comment M. Andral a-t-il pu avancer que le nombre des victimes de la phthisie pulmonaire est presque aussi considérable à Nice qu'à Paris et à Londres. En vérité, il est impossible d'ajouter foi à l'assertion du célèbre et illustre praticien, malgré son immense autorité, si légitime du reste, si on fait réflexion que les tuberculeux qui succombent à Nice sont étrangers à cette ville ; ils y sont venus, trop tard hélas! de tous les points du globe, lorsque les ravages causés par la maladie étaient au-dessus de toute ressource. C'est au début du mal qu'il importe de venir demander secours à ce climat, et il est alors assez souvent accordé.

Laënnec avait une grande confiance dans

les climats maritimes doux et tempérés ; il
y a vu guérir trois phthisiques sur six ; Wil-
liams, Bureaud-Riofrey, Dujat citent également plusieurs exemples de guérison. M. le
docteur Bonnet de Malherbe, et mon ami
le docteur N. Guéneau de Mussy ont constaté plusieurs cas de phthisie confirmée gué-
ris à la suite de l'usage des eaux sulfureuses
et du séjour dans des stations hivernales
comme Madère, Menton, etc. Les praticiens
de Nice sont tous les ans témoins de plusieurs cures remarquables de cette terrible
maladie.

Je ne veux pas inférer de là que les tubercules ne peuvent pas se développer sous
le beau ciel de Nice, car j'en ai constaté
plusieurs cas moi-même ; mais, dans mes re-
cherches sur leurs causes productives, je
n'imiterai ni Fodéré, ni Andral ; je ne la de-
manderai ni au ciel, ni à la mer, ni à la
terre, car ils me désarmeraient avec un sou-
rire, comme le dit poétiquement un jeune
médecin de Nice, M. E. Scoffier (1); je la
chercherai plutôt avec lui dans les habita-
tions privées d'air et de lumière, dans l'en-
combrement, dans une nourriture malsaine

---

(1) *Clima di Nizza.* — *Thèse inaugurale.* — To-
rino, 1856.

et insuffisante, dans les privations de toute
sorte et surtout dans la mauvaise administration des salles d'asile, où le défaut des
plus simples règles de l'hygiène imprime à
la constitution une habitude scrofuleuse.
Or, de la scrofule à la tuberculose le pas
n'est pas long.

Ce qui prouve la vérité de cette assertion,
c'est que les tuberculeux sont très-rares
dans la classe aisée de la ville qui peut se
procurer le comfort et toutes les commo-
dités de la vie, et que, d'après le témoignage
des médecins locaux, ils sont plus rares encore parmi les paysans de la campagne de
Nice. Par conséquent, le petit nombre de
cas de phthisie qu'on rencontre dans la ville
reconnaissent bien réellement pour cause
les influences pernicieuses mentionnées plus
haut et non le climat, attendu que si le
climat engendrait la phthisie, celle-ci serait
surtout fréquente dans les campagnes, comme
cela a lieu en Angleterre et en Hollande.

D'après ces considérations, nous sommes
donc en droit de conclure que le séjour de
Nice est favorable à la phthisie, mais hâtons-
nous d'ajouter que son influence curative
se borne à conjurer les prédispositions et à
combattre les premiers symptômes de cette
maladie. Dans la phthisie confirmée, ce cli-

1*

mat n'agit le plus souvent que comme palliatif et encore ne convient-il réellement qu'aux malades débilités, languissants, ayant des sécrétions et des exhalations profuses. Quant aux sujets doués d'une grande susceptibité nerveuse et d'une activité exagérée des fonctions, ils réclament un climat plus mou, plus humide, plus sédatif, celui de Pise, par exemple, ou de Pau.

Si on faisait bien cette distinction toutes les fois qu'on se décide à envoyer un tuberculeux dans une station d'hiver, on n'éprouverait pas tant de déceptions. Avant de prendre une détermination, il importe donc de se rappeler que la phthisie *active* réclame un climat tempéré, où l'air est doux et un peu humide, tel que celui de Madère, de Pau, de Venise, de Pise et de Rome; que, par contre, la phthisie *passive*, lente, exige l'action tonique d'un air vif et sec, tel que celui du littoral de la Méditerranée (Nice, Menton, Cannes, Hyères, Palerme, Alger, etc.).

Mais revenons à notre sujet. — Comme le remarque avec raison M. Roubaudi, l'inconstance des vents est extrême à Nice. Souvent ils changent plusieurs fois par jour. Souvent aussi plusieurs vents règnent ensemble avec violence; une tempête aérienne

s'ensuit, et alors ce beau climat passe brusquement du chaud au froid et réciproque-
ment. Ces variations subites, ces contrastes
inattendus, ces coups de vent qui éclatent
souvent au milieu des journées les plus
calmes, les plus douces, jettent dans l'air
une âpreté aussi désagréable que nuisible.
Ces changements imprévus donnent quelquefois, au printemps surtout, des retours
de froid si inopinés que, si à Nice il n'y a
pas d'hiver, on peut dire, en revanche,
qu'on n'y trouve pas de printemps ; et, en
effet, l'hiver y est si doux et le printemps
si prompt, qu'à moins que le cours de ces
deux saisons n'y soit interverti par ces vents
orageux, à peine s'aperçoit-on de la transition de l'hiver à l'été. (*Loc. cit.*)

Les malades doivent se prémunir avec
soin contre ces brusques variations.

Suivant M. le docteur Camous, les deux
vents les plus forts qui soufflent sur cette
plage sont ceux d'Est et d'Ouest (Levant et
Ponent) ; ils sont vifs, secs et froids.

Les observations de M. Teysseire s'accordent avec l'assertion de M. Camous relativement au vent d'Est, qui soufle en moyenne
quarante-cinq jours par an , mais elles dif-
fèrent considérablement par rapport au vent
d'Ouest ; ce dernier, en effet, depuis douze

ans, n'a souflé, en moyenne, que douze jours par an (1).

Selon toute probabilité, M. Camous considère comme vents d'Ouest tous les vents compris entre le Nord-Ouest et le Sud-Ouest, car l'Ouest proprement dit est très-rare à Nice, et cela est heureux, car si ce vent dominait, il nous apporterait les miasmes paludéens qui se dégagent des bords du Var.

Le vent qui souffle le plus souvent avec force à Nice, après celui d'Est, est le Sud-Ouest, qui, dans ces dernières années, s'est fait sentir en moyenne 21 jours par an.

Le vent du Nord (Tramontana) ne se fait guère sentir avec violence dans la campagne de Nice, car la chaîne des Alpes lui oppose une barrière. Dans les douze dernières années il n'y a soufflé, en moyenne, que 5 fois par an ; — c'est plus loin, à 1 kilomètre environ du rivage, en passant par-dessus la ville sous un angle aigu, qu'il va bouleverser les flots et porter la tempête sur la côte d'Afrique. Cependant il arrive quelquefois (une à quatre fois par an) que ce

_____

(1) C'est improprement que M. Teysseire appelle mistral le vent d'Ouest. Le mistral proprement dit c'est le N.-O.

vent, en soufflant de concert avec l'Est ou
l'Ouest, « s'attérit, comme dit le peuple, et
s'engouffre alors dans la gorge du Paglion et
la vallée de Torrettas et se jette furieux sur
le bassin de Nice, et les quartiers qui bordent le Paglion éprouvent plus particulièrement les effets de sa violence(1). » D'autres fois, brisé dans sa course rapide par les
crêtes des montagnes, il se divise, comme
le remarque M. Naudot, en deux courants ;
l'inférieur s'infléchit, se moule en quelque
sorte sur la forme du terrain par l'effet de
l'attraction terrestre, suit la pente rapide
des côteaux et arrive dans la plaine après
avoir perdu une partie de sa force ; le courant supérieur va porter ses ravages au loin
sur la mer, comme il a été dit. — Ce vent
est sec et froid.

Le vent du Nord-Est souffle plus souvent
que celui du Nord. D'après les observations
de M. Teysseire, dans les 12 dernières années, il se fit sentir en moyenne 8 jours par
an.

Le vent du Nord-Ouest (mistral) y est
aussi très-rare, car les montagnes de la Provence sont là pour l'arrêter; ce n'est que
lorsqu'il enfile la vallée du Rhône qu'il peut

---

(1) Roubaudi. — *Nice et ses environs.*

se précipiter avec impétuosité sur le golfe de Nice dans la direction du Sud-Ouest ou d'Ouest-Sud-Ouest, selon qu'il rencontre des vents des Pyrénées qui le repoussent vers l'Est. Ce vent, dans les douze dernières années, n'a soufflé en moyenne que 8 jours par an. En Provence, par contre, dont il est le fléau, il est très-fréquent et dure ordinairement de 5 à 9 jours. Il est froid, sec et très-impétueux.

Parmi les vents du Sud, il n'y a que le libeccio (Sud-Ouest) qui agite avec violence l'atmosphère niçoise. M. Teysseire l'a vu, en moyenne, souffler avec véhémence 21 jours par an dans les 12 dernières années. Ce vent est chaud, humide et énervant, il impressionne surtout les tempéraments nerveux.

Pendant que ces vents soufflent, on ne saurait trop le répéter, les malades doivent se tenir dans leur appartement (1).

(1) Il est généralement admis que les variations de la température produites par les agitations atmosphériques sont nuisibles à la santé. Ceci n'est vrai que dans une certaine mesure; car, comme le remarquent le docteur James et sir Clark, des variations thermométriques et des changements atmosphériques, dans des limites modérées, sont nécessaires au maintien de la santé.

CARACTÈRE DES VENTS A NICE,

d'après les observations de M. Teysseire (1849 à 1860).

NORD.

Modéré.— Le vent du Nord modéré, avec
des déviations vers le Nord-Ouest ou vers le
Nord-Est, est essentiellement le vent de la
nuit, ou brise de terre ; il se lève tous les
soirs après le coucher du soleil, et cesse le
lendemain après le lever de cet astre ; il est
généralement sec et froid, plus faible en
été qu'en hiver, et très-régulier en toute
saison ; il indique le beau temps ; s'il fait
complètement défaut, il y a imminence certaine de quelque trouble atmosphérique. —
Il souffle quelquefois toute la journée, surtout
en hiver lorsque la température est basse ;
mais comme vent diurne il est rare. Moyenne
annuelle (déduite des 12 dernières années),
20 jours ; — maximum, 34 jours ; — minimum, 9 jours.

Fort. — Vent sec et froid en hiver, lorsqu'il prend naissance dans nos montagnes;
il amène quelquefois la pluie et la neige
quand il vient de plus loin et qu'il a balayé
les grandes Alpes souvent chargées de nuages et de brouillards. En été, le Nord ne
souffle guère avec intensité qu'après un
orage qui a momentanément troublé l'équilibre de l'atmosphère. — C'est, au surplus,
un vent très-rare. (Moyenne annuelle, 2
jours; — maximum, 6 jours; — minimum,
0 jours.)

NORD-EST.

Modéré. — Mêmes caractères que le Nord
modéré. (Moyenne annuelle, 5 jours ; —
maximum, 12 jours ; — minimum, 1
jour.)

Fort. — Vent pernicieux qui amène presque toujours les orages, la grêle, la neige;
il est souvent d'une grande violence; heureusement il est rare. (Moyenne annuelle,
9 jours ; — maximum, 18 jours ; — minimum, 4 jours.)

EST.

Modéré. — Bon vent, humidité moyenne, beau temps le plus souvent ; — fréquent. (Moyenne annuelle, 45 jours; — maximum, 68 jours ; — minimum, 29 jours.)

Fort. — Vent fréquent en toute saison et quelquefois très-violent; il amène souvent les nuages et la pluie, surtout en hiver; c'est le vent le plus incommode à Nice, tant par sa fréquence que par son intensité. (Moyenne annuelle, 44 jours; — maximum, 60 jours ; — minimum, 28 jours.)

SUD-EST.

Modéré. — C'est le vent du beau temps; il est fréquent, surtout en été ; lorsqu'il ne vient pas de loin, il est d'une humidité moyenne; mais lorsqu'il a traversé une grande étendue de mer, il est humide et relâchant. (Moyenne annuelle, 54 jours; — maximum, 74 jours; — minimum, 29 jours.)

Fort. — Vent très-rare, qui n'a été observé que 17 fois en 12 ans. (Moyenne, 1,4;

— maximum, 6; — minimum, 0.) Il amène les nuages, la pluie, le tonnerre ; il grossit énormément la mer.

SUD.

Modéré. — Mêmes caractères que le Sud-Est modéré; moins fréquent que lui. (Moyenne annuelle, 57 jours; — maximum, 64 jours ; — mînimum, 16 jours.)

Fort. — Aussi rare que son voisin le Sud-Est fort; n'a soufflé, comme lui, que 17 jours en 12 ans. (Moyenne, 1,4; — maximum, 4; — minimum, 0.) Il a les mêmes caractères.

SUD-OUEST.

Modéré. — Bon vent, surtout en été; il a les mêmes caractères hygrométriques et autres que le Sud-Est et le Sud modérés; il est aussi fréquent que le premier. (Moyenne annuelle, 52 jours ; — maximum, 79 jours; minimum, 55 jours.)

Fort. — Après l'Est fort, c'est le vent le plus incommode. On peut dire que ces

deux vents — l'Est et le Sud-Ouest forts — se
partagent l'empire de l'atmosphère à Nice ;
ils y règnent souvent en tyrans et gâtent
un peu, il faut en convenir, ce délicieux
climat. — Le Sud-Ouest fort, lorsqu'il a
pris naissance en Afrique et qu'il a balayé
toute la surface de la Méditerranée, est
chaud et humide ; il pousse vers les Alpes
de lourds nuages qui, arrêtés par cette barrière, s'amoncèlent et ne tardent pas à se
résoudre en abondantes averses. Ceci, du
reste, n'arrive pas très-fréquemment; la
plupart du temps, le Sud-Ouest fort ne vient
pas de si loin et n'altère pas la sérénité du
ciel. Quelquefois ce n'est qu'un mistral qui
a dévié dans sa route, comme nous allons
l'expliquer. On sait que les vents forment
dans l'atmosphère des couches dont la hauteur varie ; or, lorsque le mistral n'occupe
pas une zone dont l'altitude dépasse les
montagnes de la Provence, qui abritent
Nice vers l'Ouest, ce vent ne peut passer
par-dessus l'obstacle ; il suit alors la côte,
atteint le cap de la Garoupe, et trouvant le
vide que lui présente la baie de Nice, il s'y
précipite et nous arrive sous l'apparence
d'un vent du Sud-Ouest, mais après avoir
perdu un peu de sa violence et de sa siccité
par la déviation qu'il a subie. — Le Sud-
Ouest fort est un peu moins fréquent que

l'Est fort. (Moyenne annuelle, 26 jours; — maximum, 60 jours; — minimum, 10 jours.)

OUEST.

Modéré. —Vent rare, observé 27 fois en 12 ans. (Moyenne, 2,3; — maximum, 4; — minimum, 0.)

Fort. — Ce vent est rare à Nice, mais il est quelquefois très-violent et prend le nom de *mistral.* Il fait cesser la pluie presque instantanément, disperse les nuages, ramène le beau temps, donne au ciel une sérénité et une transparence admirables; mais il est excessivement desséchant : sous son influence, l'hygromètre de Saussure atteint presque toujours le minimum d'humidité de l'année, et le psychromètre d'August marque 7, 8, 9 et quelquefois 10 degrés centigrades de différence entre la température de l'évaporation et celle de l'air. Aussi voit-on souvent, lorsque ce vent succède à un temps pluvieux, la boue se changer en poussière dans l'espace de quelques heures. (Moyenne annuelle, 7 jours; — maximum, 12 jours; — minimum, 4 jours.)

NORD-OUEST.

Modéré. — Ce qui a été dit du vent du Nord modéré s'applique également au Nord-Ouest modéré. (Moyenne annuelle, 4 jours; — maximum, 11 jours; — minimum, 0 jour.)

Fort. — C'est le *mistral* proprement dit ; mais cette appellation s'applique également, dans le pays, au vent d'Ouest fort et à tout vent intense compris entre l'Ouest et le Nord-Ouest ; — et c'est avec raison, car tous les vents violents ayant l'une de ces directions, présentent les caractères détaillés ci-dessus à l'article *Ouest fort.* — Le Nord-Ouest fort est un vent rare. (Moyenne annuelle, 3 jours; — maximum, 5 jours ; — minimum, 0 jour.)

IV. — Hygrométrie.

On entend toujours dire et répéter que l'air de Nice est sec et excitant. C'est encore là une erreur. Les observations hygrométriques de Risso, au nombre de plus de 20,000, prouvent, en effet, que la moyenne annuelle de l'hygromètre de Saussure est de 58°,5, que le minimum d'humidité ne descend pas au-dessous de 17°, et que le maximum s'élève à 94°, c'est à peu près le même résultat obtenu par M. Roubaudi. D'après les observations de ce météorologiste, en effet, la moyenne de l'humidité est de 58° 2, le maximum de 90°, et le minimum de 15°.

Dans les trois dernières années, la moyenne a été de 58° 8 , le maximum de 70° et le minimum de 25°.

L'air de Nice est donc aussi éloigné d'une siccité excessive que d'une extrême humidité, et n'est, par conséquent, pas aussi irritant qu'on pourrait le croire.

Les plus grandes oscillations hygrométriques ont généralement lieu dans les mois de janvier, février, septembre, octobre, novembre et décembre , et les moindres dans les mois de mai , juin , juillet et août.

Le plus grand degré de sécheresse est produit par les vents du Nord et du Nord-Ouest, qui se dépouillent de leur humidité en passant sur la cime neigeuse des Alpes, et le plus grand degré d'humidité par les vents du Sud, qui se saturent toujours de vapeurs aqueuses en traversant la Méditerranée , c'est dire que la nuit est plus sèche que le jour.

Il est à remarquer que, contrairement à

ce qui se passe ailleurs, l'hiver et le printemps
sont plus secs à Nice que les autres saisons.

Ce qui a contribué sans doute à accréditer
l'erreur que nous combattons, à savoir, que
l'air de Nice est trop sec et trop excitant ,
c'est que les vapeurs aqueuses suspendues
dans l'atmosphère de Nice sont intimement
unies à ce fluide et n'altèrent en rien sa dia-
phanéité.

C'est lorsque le soleil disparaît de l'horizon qu'on s'aperçoit de l'humidité de l'air;
les vapeurs aqueuses , condensées alors par
la fraîcheur du soir, retombent sur la terre,
sous la forme d'abondantes rosées et sup-
pléent ainsi à la rareté des pluies.

Les malades ne sauraient trop se prémunir contre cet état atmosphérique; ils doivent se retirer avant que l'humidité ne se
fasse sentir.

Dans le mois de janvier, la rosée se con-
vertit quelquefois, le matin, en gelée blan-
che. Cependant la végétation n'en souffre
pas, puisque les amandiers, les lauriers-
thyms, les orangers et les limoniers ne ces-
sent pas de se couvrir de fleurs. On rencontre, en même temps, dans les champs
et les collines, les orchis, les véroniques, les
narcisses, la violette de Parme, le thym
fleuri, les scillas et les hyacinthes en plein
épanouissement.

La rosée est sensible toute l'année , excepté pendant le petit nombre de jours où le thermomètre marque zéro , et celui où le mercure est dans sa plus grande dilatation , époque où la nuit, dit Fodéré, est aussi sèche que le jour. Cependant, même dans cette époque, l'humidité n'existe pas moins dans l'atmosphère ; seulement, dans ce cas, si l'observation de Fodérée est vraie, il faut admettre avec de Luc que l'eau évaporée change de combinaison ; elle fait alors partie intégrante de l'air, perd sa faculté hygrométrique, devient air, si je puis m'exprimer de la sorte, et augmente ainsi la masse de l'atmosphère. Et comment en serait-il autrement, puisque le bassin de Nice n'est, pour ainsi dire, qu'un lac couvert d'une couche de terre de deux ou trois mètres de profondeur. Ajoutez à cela la fréquence des vents du Sud , vents toujours humides , les sources et les nombreux cours d'eau du bassin niçois, la végétation d'arbres qui remplit toute la vallée et garnit même les flancs des montagnes , l'évaporation continuelle des eaux de la mer produite par une température élevée , la grande quantité de pluie qui tombe chaque année dans la campagne de Nice, dont la moyenne est évaluée à 70 centim., quantité supérieure à celle qui tombe à Londres , qui n'est que

de 56 centim., et à celle qui tombe à Paris,
qui n'est que de 54, et vous demeurerez
convaincu que c'est à tort qu'on accuse l'air
de Nice d'être trop sec et trop excitant.

V. — Pluies.

Quoique la quantité d'eau qui tombe à
Nice soit très-considérable, comme nous le
verrons bientôt, les jours pluvieux sont rares; suivant Fodéré, en effet, il y a, année
commune, de 56 à 60 jours de pluie le long
de la mer, dont 30 dans le trimestre d'automne, 15 dans celui d'hiver, 7 dans celui
de printemps, et 4 dans celui d'été. Les observations de M. Roubaudi s'accordent avec
celles de Fodéré; la plus grande quantité de
jours pluvieux que cet observateur ait vus
dans l'année est, en effet, de 75; la moindre
de 47, et la moyenne de 60. Les observations
de Risso ne cadrent pas parfaitement avec
celles des auteurs précités, puisque ce météorologiste dit expressément qu'il n'y a que
40 à 65 jours de pluie par an.

Les douze dernières années qui viennent
de s'écouler (1849 à 1860 inclusivement)
ont été bien plus pluvieuses, comme il ré-

sulte des bulletins météorologiques qui m'ont été confiés par M. Teysseire : année commune, dans cette période, il a plu 72 jours, à savoir : 18 dans le premier trimestre (janvier, février, mars); 21 dans le second (avril, mai, juin); 13 dans le troisième (juillet, août, septembre); et 21 dans le quatrième (octobre, novembre et décembre). Le maximum a été de 103 jours en 1853, ce qui est énorme pour Nice, et le minimum de 50 en 1854.

Les jours de pluie sont donc en petit nombre dans la campagne de Nice, relativement à celui de certaines contrées septentrionales, le département du Nord, par exemple, où l'on compte 263 jours de pluie par an.

C'est surtout pendant les équinoxes que la pluie tombe dans le bassin de Nice. La chute en est alors si impétueuse, si subite et si abondante qu'on ne saurait s'en faire une idée dans les pays froids et humides où il pleut si souvent. Elle y est amenée par les les vents d'Ouest qui s'acculent contre les pics dont l'horizon est hérissé. On dirait alors que toutes les cataractes du ciel crèvent, et un torrent épais, uniforme, inépuisable, descend bruyamment sur la terre; les fleuves se gonflent et roulent impétueusement leurs eaux vers la mer, en dévastant les campagnes adjacentes. C'est au point qu'on voit tomber quelquefois 13 centimètres d'eau en 24 heures, et 14 millimètres en 10 minutes ; sa durée n'est ordinairement que de quelques heures, après lesquelles le ciel redevient pur et brillant.

M. Roubaudi, sur une période de dix années, a trouvé, à l'aide du pluviomètre de Waltkins, que le maximum de pluie qui tombe dans le cours de l'année est de 1 mètre 16 centimètres environ (43 pouces), le minimum de 45 centimètres (16 pouces), et la moyenne de 70 centimètres (26 pouces), distribuée entre chaque période de l'année de la manière suivante : hiver, 15 centimètres (5,63 pouces); printemps, 16 centimètres (5,57 pouces); été, 17 centimètres (6,33 pouces); automne, 22 centimètres environ (8,22 pouces). Les observations de M. Farr s'accordent avec celles de M. Roubaudi.

Le bon Fodéré, navré jusqu'au fond de l'âme des dévastations que causent les averses de pluie qui se déchaînent quelquefois sur le bassin de Nice, propose un moyen qui, selon lui, s'opposerait non-seulement aux débordements des torrents, mais ferait encore servir la pluie tombée à l'arrosage des terres pendant les sécheresses si fréquentes dans cette contrée. Ce moyen consiste à pratiquer de ces réservoirs dont Carena a fourni des exemples très-avantageux, au nombre de six, dans les anciens départements du Pô et de la Stura, en Piémont, lesquels, placés au bas des collines, fertilisent les lieux situés au-dessous, qui seraient stériles sans cette précaution. (*Mém. de la Bibl. universelle*, août 1817.) Les Romains connaissaient déjà ce moyen d'irrigation. Ces réservoirs d'eau de pluie sont également usités en Hongrie pour le service des mines, des usines et des forges. On ne doit les pratiquer que sur des terrains argileux ou, du moins, le sol doit en être fait avec de l'argile battue.

Les intervalles entre les pluies sont souvent très-longs, il se passe quelquefois des mois entiers sans une goutte d'eau. Le nombre de jours clairs et brillants de soleil, d'après les observations de M. Teysseire faites depuis 1849 jusqu'à 1860 inclusivement, sont, année commune, de 229 par an, répartis de la manière suivante : 54 jours dans le premier trimestre de l'année; 55 dans le second, 65 dans le troisième, et 55 dans le dernier.

La moyenne des jours couverts ou nuageux, dans cette même période, a été de 66 par an, répartis comme il suit : 19 dans le premier trimestre, 18 dans le second, 12 dans le troisième, et 17 dans le quatrième (1).

Le nombre des jours splendides l'emporte donc de beaucoup, comme on le voit, sur le nombre des jours pluvieux et nuageux. La pureté du ciel à Nice est due à l'inter-vention nocturne des vents continentaux. Voilà pourquoi les matinées et les soirées sont toujours fraîches sur la plage niçoise.

VI. — Neige.

Tous les auteurs qui ont écrit sur Nice sont unanimes à affirmer que la neige tombe très-rarement sur son sol. Fodéré l'a vue tomber pendant 3 jours, mais en petite quantité, dans l'hiver de 1802 et 1 jour dans celui de 1803.

M. Teysseire l'a vue tomber 2 fois en 1849, dans les mois de novembre et dé-cembre; une fois dans le courant de janvier

_____

(1) D'après les observations de M. Roubaudi, la moyenne des jours de soleil, pour treize années, est de 180, celle des jours nuageux et à demi voi-lés, de 125. Les jours de soleil pur se répartissent ainsi : automne, 40; hiver, 40; printemps, 44; été, 56.

1850 ; 3 fois dans les mois de mars, octobre
et novembre de 1851 ; 4 fois dans les mois de
février et de décembre de 1853; une fois
dans le mois de décembre 1856 , et 2 fois
dans les mois de janvier et novembre 1858;
enfin, je l'ai vue moi-même tomber 2 fois
dans le mois de décembre 1859 , et 5 fois
dans les mois de février, mars et décembre
1860. En 1853, il en tomba 20 centimètres
environ.

La neige a donc été assez fréquente dans
les 12 dernières années, mais elle a été de
très-courte durée et n'a séjourné que très-
peu de temps sur la terre, excepté en 1853,
où elle y resta 5 à 6 jours. — Elle est ordinairement amenée par les vents Sud-Est.

VII. — Grésil.

Aucun auteur, que je sache, n'a fait men-
tion du grésil dans la campagne de Nice.
Cependant je le trouve noté dans les tables
météorologiques des douze dernières années
que j'ai sous les yeux; il en tomba une fois
dans le mois de décembre 1849; une fois
dans le courant de janvier 1850; 2 fois dans
les mois d'octobre et novembre 1851; 3 fois
en janvier, février et décembre 1853; 2
fois dans le mois de janvier 1855 et une

fois en novembre 1856. Je l'ai vue moi-
même tomber une fois en décembre 1859,
et une fois dans l'hiver de 1860.

VIII. — Grêle.

La grêle tombe aussi très-rarement à Nice,
suivant les auteurs ; cependant M. Teysseire l'a vue tomber 3 fois en 1849 (mars,
avril et septembre); 2 fois en 1850 (janvier et août) ; 4 fois en 1851 (mars et avril);
3 fois en 1852 (septembre et novembre);
5 fois en 1853 (janvier, avril, mai, juin
et octobre); 3 fois en 1854 (juin et octobre); 6 fois en 1855 (février, mars , avril ,
septembre, octobre et décembre); une fois
en 1856 (octobre); 2 fois en 1857 (avril
et août); 2 fois en 1858 (mai et juin). Il
n'en est point tombé en 1859 ni en 1860.

Dans cette période, la grêle tomba donc,
année commune, un peu plus de deux fois
par an ; mais il est vrai de dire que la grêle,
à Nice, est généralement d'un grain petit et
tout à fait inoffensif pour les récoltes (1).

---

(1) Le 10 septembre 1839 il tomba des grêlons
qui pesaient jusqu'à 350 grammes.

IX. — Brouillards.

Y a-t-il des brouillards à Nice? Si on entend par brouillards ces vapeurs épaisses qui interceptent parfois les rayons lumineux et qui mouillent fortement les vêtements, comme à Paris, à Londres, à Lyon, à Turin, etc., etc., on peut affirmer qu'il n'y en a pas, tant ils sont rares. On les aperçoit plus souvent sous la forme d'une fumée attachée aux flancs élevés des montagnes qui entourent la ville ; leur direction est constamment du Sud au Nord ; ils dépassent, sans y pénétrer, les vallons Est et Ouest qui croisent cette direction.

Ce qu'on appelle brouillards à Nice, sont des vapeurs plus ou moins légères et transparentes qui voilent à peine l'atmosphère et humectent peu ou point les habits, et encore ne s'y montrent-elles que 22 fois par an, suivant Fodéré ; 4 fois en automne, 3 fois en hiver, 5 fois au printemps et 10 fois en été. Dans les 12 dernières années, M. Teysseire les a vues plus rarement encore ; 10 fois par an environ.

Ces vapeurs vésiculaires se forment le matin sur la terre plutôt que sur la mer, parce que le sol, comme l'observe Risso, étant alors plus froid et la température de l'air plus basse que celle de l'eau, la terre condense davantage les vapeurs; mais vers le soir, on les voit se développer avec plus de facilité sur la surface de la mer, parce que la couche d'air qui est en contact immédiat avec l'eau est alors plus froide que celle qui plane sur la terre.

X. — Orages, Tonnerre.

Les orages ne sont pas fréquents dans la campagne de Nice, et la foudre n'y tombe presque jamais; c'est dans la mer ou sur les collines et les pics environnants qu'elle va ordinairement épuiser sa puissance ; mais le tonnerre y éclate assez souvent sans produire d'autres effets. Fodéré a compté 22 jours de tonnerre en 1802 : 25 en automne, 2 au printemps et 1 en été.

Dans les douze dernières années, le tonnerre, d'après M. Teysseire, s'est fait entendre de 9 à 20 fois; en moyenne, 13 fois par an environ. Les mois où il a grondé le plus souvent sont, par ordre de fréquence, octobre, septembre, juillet, août, mai, juin, novembre, avril et janvier. Le mois de dé-

2*

cembre en a toujours été exempt. « La fu-
reur des vents qui règnent alors, dit Fodéré,
et le bruit des vagues réuni à celui du
tonnerre, répété par tous les échos, donnent
à l'ensemble, surtout pendant la nuit, quelque chose de terrible et d'épouvantable. »

Le bassin de Nice a quelquefois été le
théâtre d'ouragans mémorables ; celui du
mois de septembre 1816 porta, dit Risso,
l'effroi et la désolation dans nos campagnes,
ceux du 15 août 1604 et du 31 juillet 1675 furent terribles ; celui du 10 août 1810 enleva
les toits de plusieurs maisons, arracha une
grande quantité d'arbres et fit sombrer un
grand nombre de navires. Le 13 septembre
1837, il y eut une inondation instantanée
produite par des trombes marines qui écla-
tèrent dans les environs ; enfin, au mois de
février de cette année 1860 , il y eut un
coup de vent terrible qui brisa et arracha
plusieurs arbres dans les environs de la
ville.

XI. — Électricité.

On sait que l'évaporation de l'eau et la
végétation sont des sources abondantes d'é-
lectricité ; or, comme ces conditions exis-

tent à un haut degré dans le bassin de Nice,
l'air doit y être chargé de fluide électrique;
mais la mer et les collines entre lesquelles
la ville est placée , jouent le rôle de deux
conducteurs qui établissent un perpétuel
équilibre de ce fluide entre l'atmosphère et
la terre, et Nice se trouve ainsi garantie de
.ses violentes décharges et par conséquent
de ses effets excitants.

Cela est si vrai que les malades atteints
d'affections nerveuses se trouvent très-bien
de ce climat, ce qui n'aurait pas lieu si le
fluide électrique n'y était pas parfaitement
équilibré.

Smolet, Dupaty et Mme de Genlis avaient
déjà remarqué l'influence favorable que le
séjour de Nice exerçait sur ces malades, et
Richelmi, qui a longtemps pratiqué la médecine dans cette ville , dit expressément
que les personnes fatiguées des maux de
nerfs y éprouvent un grand bien-être ; seulement Richelmi attribuait ce soulagement
à la petite quantité d'électricité répandue
dans l'air atmosphérique , car il était persuadé que les pics élevés des Alpes Maritimes soutiraient le fluide électrique de l'atmosphère de Nice et que par suite il n'en
restait que la quantité nécessaire pour servir
paisiblement à l'économie des animaux et
des végétaux qui y existent. C'est là une

erreur, comme nous le verrons bientôt (1).

Cependant on a remarqué qu'un certain nombre d'étrangers nouvellement arrivés à Nice éprouvaient, pendant les premiers jours, surtout s'ils s'établissaient tout près de la mer, de l'agitation et de l'insomnie, mais que ces phénomènes n'avaient pas lieu ou étaient considérablement affaiblis lorsque les nouveaux arrivés se retiraient loin de la plage, au pied des collines qui entourent la ville, à Cimiès, par exemple, ou à Carabacel, et on s'est demandé si ces phénomènes morbides ne dépendaient pas de l'ozone, c'est-à-dire de l'oxygène électrisé, qui serait plus abondamment répandu sur les bords de la mer qu'ailleurs. Pour élucider cette question, on a institué dans différents quartiers de la ville de plus en plus éloignés de la mer, des observations ozonomètriques comparatives dont le résultat a été négatif, comme le prouve le tableau suivant :

---

(1) Il faut, ce me semble, faire ici une distinction entre les différentes maladies nerveuses. Je crois, par exemple, le climat de Nice favorable dans les névroses, où le système nerveux est déprimé, engourdi, frappé, pour ainsi dire, de stupeur; je le crois, par contre, nuisible chez les sujets dont le système nerveux est irritable, surexcité.

RÉSUMÉ

DES OBSERVATIONS OZONOMÉTRIQUES COMPARATIVES

faites à Nice en mars et avril 1857.

			NOMBRE d'observat.	SOMMES des observ.	MOYENNES partielles.	MOYENNES générales.
1re STATION. Aux Ponchettes, à 20 mètres de la mer, au 3e étage. *(M. Etilly.)*	au nord	mat. 43		309°	7°,18	6°,96
		soir 43		290°	6°,74	
	au sud	mat. 43		280°	6°,51	6°,30
		soir 43		262	6°,09	
2e STATION. Promenade des Anglais, à 70 mètres de la mer, au 5e étage. *(M. Mallard.)*	au nord	mat. 42		327°	7°,78	7°,31
		soir 43		288°	6°,85	
	au sud	mat. 43		309°	7°,18	7°,12
		soir 43		304°	7°,06	
3e STATION. Rue Croix-de-Marbre, à 250 mètres de la mer, au 5e étage. *(M. Teysseire.)*	au nord	mat. 43		303°	7°,04	4°,63
		soir 42		96	2°,23	
	au sud	mat. 43		278°	6°,83	6°,13
		soir 43		255°	5°,93	
4e STATION. A Carabacel, à 1000 mètres de la mer, au 2e étage. *(Docteur Abe.)*	au nord	mat. 43		302°	7°,02	6°,99
		soir 43		300°	6°,97	
5e STATION. A St-Etienne (villa Bermoud), à 1,200 m. de la mer, au 2e étag. *(Docteur Arneth.)*	à l'est	mat. 43		278°	6°,46	6°,41
		soir 41		261°	6°,86	

Comme on le voit par ce tableau, l'ozonoscope marque en moyenne 6° 96 à 20
mètres de la mer, et 6° 99 à 1,000 mètres.
L'ozone est donc plus abondamment répandu
à Carabacel, qui est à 1,000 mètres du rivage, qu'aux Ponchettes, qui ne sont qu'à 20
mètres. D'un autre côté on voit que les observations prises au 5e étage et à 70 mètres
de la mer donnent pour moyenne 7° 31,
moyenne supérieure à celle donnée par les
observations prises à Carabacel, à 1,000 m.
de la mer, mais au 2e étage. Cela prouve
que c'est à l'altitude qu'est due une telle
différence ; plus on s'élève au-dessus du sol
et plus l'ozone est abondant, comme l'avait
déjà établi le docteur Scoutteten.

Pour les observations prises à la station de
la Croix-de-Marbre, on remarque entre le
Nord et le Midi une différence notable dans
l'intensité de l'ozonoscope. En effet, cet instrument marque, en moyenne, 6° 15 au Midi
et 4° 63 au Nord. Cette différence tient à ce
que du côté du Nord se trouvent les écuries,
dont les émanations ont, comme on sait, la
faculté de détruire l'ozone. Nous ne pousse-
rons pas plus loin cette comparaison, car les
observations ozonométriques qu'on a faites
jusqu'à ce jour à Nice sont en trop petit nombre pour en tirer des conséquenees de quelque valeur. Il est à désirer qu'on les pour-

suive sur une plus grande échelle et pendant
un certain nombre d'années. Cependant les
observations faites jusqu'à présent, quoi-
qu'en très-petit nombre, prouvent que l'o-
zone est plus abondamment répandu dans
l'atmosphère de Nice (6° à 7°1/2) que dans
le Nord de la France, où l'ozonomètre ne
marque, en moyenne, que de 5° à 6°. Le
docteur Verhaeghe, d'Ostende, a constaté
également que l'air marin est plus riche en
ozone que l'air extérieur; or, comme l'ozone
n'est que de l'oxygène électrisé, l'air de
Nice doit nécessairement contenir une assez
grande quantité de fluide électrique, et partant, l'opinion de Richelmi qui croyait le
contraire, est erronée.

Nous allons maintenant consigner ici, à
l'appui de tout ce que nous venons de dire,
un résumé fidèle des tables météorologiques
encore inédites des douze dernières années,
que M. Teysseire a bien voulu nous confier;
'c'est principalement sur ces documents qu'a
été rédigé le travail que nous livrons aujourd'hui à la publicité.

Résultat moyen des Observations métdorologiques
pendant l'année 1849.

TEMPÉRATURE.

	centigr.
Moyenne au lever du soleil	13° 49
Moyenne à deux heures	17° 28
Moyenne de l'année déduite du maximum et du minimum de chaque jour.	15° 34
Maximum (août).	28° 00
Minimum (décembre)	0° 00

ÉTAT DU CIEL.

	jours.		jours
Beau	228	Grésil	1
Nuageux	71	Neige	2
Pluvieux	66	Brume	2
Tonnerre	12	Brouillard. . . .	2
Grêle.	3		

Le vent a soufflé avec violence 91 jours ; à savoir : 5 jours en janvier, 4 en février, 10 en mars, 15 en avril, 11 en mai, 8 en juin, 11 en juillet, 4 en août, 9 en septembre, 7 en octobre, 6 en novembre et 3 en décembre.

Les vents forts les plus fréquents ont été :
l'Est 42 jours, et l'Ouest 26 jours.

Le Nord a soufflé 2 jours, le Nord-Est 5
jours, le Sud-Est 2 jours, le Sud 3 jours, le
Sud-Ouest 10 jours, le Nord 1 jour.

Les vents modérés ont régné 269 jours ;
à savoir : le Nord 25 jours, le Nord-Est 12
jours, l'Est 52 jours, le Sud-Est 65 jours,
l'Ouest 4 jours, le Nord-Ouest 11 jours.

Le vent s'est tu pendant 3 jours.

Il faut remarquer qu'il ne s'agit ici que
des vents observés depuis dix heures du
matin jusqu'au coucher du soleil. Quant aux
vents de la nuit, on sait qu'à Nice ils soufflent
constamment du Nord avec de légères oscillations vers le Nord-Ouest ou vers le
Nord-Est.

Les observations barométriques et hygrométriques n'ont point été notées. Ce sont là
des lacunes regrettables; ce n'est que par
la suite que M. Teysseire a senti l'importance de les compléter. En 1852, en effet, il
commença à noter la pression atmosphérique ; et enfin, en 1856, il y joignit les observations hygrométriques.

Dans le cours de cette année le thermomètre n'est descendu qu'une fois à zéro, et la
moyenne de toute l'année a été de + 15° 34,
un peu supérieure à la température assignée

3

à Nice par sa ligne isotherme qui est de 15° (1).

La sérénité du ciel a été remarquable, puisqu'il y a eu 228 jours de soleil, dont près de la moitié, c'est-à-dire, 115 pendant le semestre d'hiver (2). C'est aussi pendant ce semestre que la force des vents s'est faite le moins sentir. La grêle est tombée 3 fois, le grésil 2; il y a eu 4 jours de brouillards.

---

(1) La loi des lignes *isothermes*, c'est-à-dire de la température des divers points du globe, a été établie par MM. d'Humboldt et Bœrghauss, et complétée par le tracé des lignes *isothères*, ou d'égale chaleur d'été, et *isochimènes*, ou d'égale chaleur d'hiver; les premières s'abaissant vers le Sud à mesure qu'elles s'éloignent de l'Occident, ce qui veut dire que l'hiver devient d'autant moins froid qu'on s'avance davantage vers l'Occident; les secondes se relevant vers le Nord, ce qui veut dire que les étés deviennent d'autant plus chauds qu'on s'avance vers l'Orient. De cette loi découle évidemment ce résultat, que la partie occidentale de l'Europe est le climat tempéré par excellence, et qu'il échappe également aux extrêmes du froid et du chaud. (Bonnet de Malherbes. — *Du Choix d'un climat d'hiver*. — UNION MÉDIC., octobre 1860.)

(2) J'entends par semestre d'hiver les mois de novembre, décembre, janvier, février, mars et avril, c'est-à-dire la saison des étrangers.

*Résultat moyen des Observations météorologiques
pendant l'année* 1850.

TEMPÉRATURE.

		centigr.
Moyenne au lever du soleil	. . . .	12° 79
Moyenne à deux heures	. . . .	16° 83
Moyenne de l'année déduite du maximum et du minimum de chaque jour	. . . .	14° 81
Maximum (août)	. . . .	27° 00
Minimum (janvier)	. . . .	0° 00

ÉTAT DU CIEL.

	jours.		jours.
Beau	211	Grêle	2
Nuageux	90	Grésil	1
Pluvieux	64	Brume	4
Tonnerre	14	Brouillard	1

Les vents ont soufflé avec force 111 jours; à savoir: 3 jours en janvier, 5 en février, 15 en mars, 10 en avril, 14 en mai, 10 en juin, 12 en juillet, 13 en août, 8 en septembre, 7 en octobre, 6 en novembre et 8 en décembre.

Les vents forts les plus fréquents ont été :
le vent d'Est, qui a soufflé 55 jours et le
Sud-Ouest 28 jours. Le Sud n'a soufflé qu'un
jour, le Sud-Est 2 jours, le Nord 4 jours, le
Nord-Ouest 5 jours, le Nord-Est 7 jours,
l'Ouest 9 jours.

Les vents modérés qui se sont fait sentir
le plus souvent pendant l'année sont : le
Sud-Est 64 jours, le Sud 55 jours, le Sud-
Ouest 44 jours, l'Est 29 jours ; le Nord n'a
soufflé que 15 jours, le Nord-Est 10 jours,
l'Ouest 2 jours.

Cette année présente une lacune de 50
jours en janvier, mars, juillet, octobre,
novembre et décembre.

Le thermomètre n'est descendu qu'une
fois à 0° pendant l'hiver, et la moyenne de
l'année a été de 14° 81 centigr., et le maximum, au mois d'août, de 27° seulement.

Sur les 211 jours de soleil, 105 ont eu
lieu pendant le semestre d'hiver.

Le tonnerre s'est fait entendre 14 jours
dans le courant des mois de mars, juin,
juillet, septembre, octobre et novembre ; la
grêle est tombée 2 fois en mars et avril.

Résultat moyen des Observations météorologiques
pendant l'année 1851.

TEMPÉRATURE.

	centigr.
Moyenne au lever du soleil.	12° 28
Moyenne à deux heures	17° 67
Moyenne de l'année déduite du minimum et du maximum de chaque jour.	14° 95
Maximum (juillet)	31° 00
Maximum (décembre)	—1° 08

ÉTAT DU CIEL.

	jours.		jours.
Beau	235	Neige	2
Nuageux	48	Grésil	1
Pluvieux	82	Brume	3
Tonnerre	12	Brouillard	1
Grêle	4		

Les vents ont soufflé avec force 99 jours ; à savoir : 4 jours en janvier, 16 en février, 15 en mars, 12 en avril, 9 en mai, 10 en juin, 7 en juillet, 4 en août, 7 en septembre, 5 en octobre, 9 en novembre, 5 en décembre.

Les vents forts les plus fréquents ont

été : l'Est 56 jours et le Sud-Ouest 28 jours.
Les moins fréquents ont été : le Sud 1 jour,
le Sud-Est 2 jours, le Nord 3 jours, le
Nord-Est, 4 jours, l'Ouest 5 jours.

Les vents modérés qui ont régné pendant
l'année sont : le Nord 20 jours, le Nord-
Est 1 jour, l'Est 41 jours, le Sud-Est 29
jours, le Sud 29 jours, le Sud-Ouest 52
jours, l'Ouest 4 jours, le Nord-Ouest 1 jour.

La moyenne de la température a été assez
élevée, quoique le thermomètre soit descendu une fois à 1° 5 centigr. au-dessous
de zéro. Cette moyenne, en effet, a été de
14° 95 et le maximum de 31° au mois de
juillet, bien inférieur au maximum de Paris
ou de Lyon.

*Résultat moyen des Observations météorologiques
pendant l'année 1852.*

TEMPÉRATURE.

	centigr.
Moyenne au lever du soleil.	13° 40
Moyenne à deux heures	18° 51
Moyenne de l'année	15° 91
Maximum (juillet)	29° 00
Minimum (février).	— 1° 65

PRESSION ATMOSPHÉRIQUE.

Moyenne barométrique annuelle . . . . 0^m7592
Maximum . . . . 0^m7745
Minimum . . . . 0^m7380
Amplitude de l'oscillation annuelle. . . . 0^m0058

ÉTAT DU CIEL.

	jours.		jours.
Beau.	240	Tonnerre. . . .	19
Nuageux	47	Grêle.	2
Pluvieux	79	Brume	8

Le vent a soufflé avec force 103 jours ; à savoir : 3 jours en janvier, 11 en février, 17 en mars, 12 en avril, 12 en mai, 10 en juin, 6 en juillet, 11 en août, 5 en septembre, 5 en octobre, 9 en novembre, 2 en décembre.

Les vents forts qui ont soufflé le plus fréquemment pendant l'année sont : l'Est 60 jours et le Sud-Ouest 25 jours. Les moins fréquents ont été : le Sud 1 jour, le Nord-Ouest 2 jours, le Nord-Est 5 jours, l'Ouest 10 jours.

Les vents modérés qui se sont fait sentir dans le courant de l'année sont : le Nord 20 jours, le Nord-Est 7 jours, l'Est 34 jours, le Sud-Est 53 jours, le Sud 16 jours, le Sud-Ouest 65 jours, l'Ouest 3 jours, le Nord-Ouest 4 jours.

Le vent a été nul pendant 57 jours.

Il y a eu dans cette année une lacune de 4 jours dans le mois de février.

Le thermomètre est descendu une fois, en février, à 3° au-dessous de zéro. La température moyenne de l'année a été de $+15°$ 91; c'est le degré le plus élevé qu'elle ait atteint dans la série des douze années observées par M. Teysseire. La plus grande dilatation du mercure s'est élevée à $+29°$ dans le mois de juillet.

Sur 240 jours de beau temps qu'il a fait cette année, 119 ont eu lieu dans le semestre d'hiver.

Les jours de pluie ont été assez nombreux; ils ont été répartis de la manière suivante : 2 en janvier, 3 en février, 5 en mars, 8 en avril, 6 en mai, 4 en juin, 6 en juillet, 6 en août, 11 en septembre, 9 en octobre, 11 en novembre, 8 en décembre.

Il n'y a eu, du reste, ni neige, ni grésil, ni brouillard; le tonnerre s'est fait entendre 19 fois et la grêle est tombée 2 fois.

*Résultat moyen des Observations météorologiques
pendant l'année 1853.*

TEMPÉRATURE.

	centigr.
Moyenne au lever du soleil	11° 69
Moyenne à 2 heures	17° 31
Moyenne au coucher du soleil	15° 03
Moyenne annuelle	14° 03
Maximum (septembre)	52° 07
Minimum décembre).	— 1° 03
L'oscillation maxima du thermomètre a été de	34° 00

PRESSION ATMOSPHÉRIQUE.

Moyenne barométrique au lever du soleil .	0ᵐ7552
— — à deux heures . . .	0ᵐ7545
— — au coucher du soleil.	0ᵐ7556
Moyenne annuelle.	0ᵐ7552
Maximum (janvier) . . . . , .	0ᵐ0767
Minimum (mars)	0ᵐ0736
Amplitude de l'oscillation annuelle	0ᵐ0031

ÉTAT DU CIEL.

	jours.		jours.
Beau	217	Neige	4
Couvert.	45	Grésil	3
Pluvieux	103	Brume	8
Tonnerre	19	Brouillard . . .	3
Grêle.	5		

Le vent a soufflé avec force 105 jours ;
à savoir : 11 jours en janvier, 13 en février,
11 en mars, 10 en avril, 14 en mai , 9 en
juin, 3 en juillet , 8 en août, 6 en septembre, 9 en octobre, 7 en novembre, 4 en décembre.

Les vents forts les plus fréquents qui ont
soufflé cette année sont : l'Est 36 jours, et
le Sud-Ouest 53 jours ; les moins fréquents
sont : le Sud 1 jour, le Sud-Est 1 jour, le
Nord-Ouest 5 jours, l'Ouest 5 jours, le Nord
6 jours , le Nord-Est 18 jours.

Les vents modérés qui ont dominé dans
l'année sont : le Nord 18 jours, le Nord-Est
5 jours, l'Est 35 jours, le Sud-Est 44 jours,
le Sud 27 jours, le Sud-Ouest 79 jours,
l'Ouest 4 jours, le Nord-Ouest 6 jours.

Le vent a été nul pendant 42 jours.

L'année 1853, comme on le voit, n'a pas
été très-belle ; la pluie, en effet, a été très-
abondante ; les jours pluvieux, au nombre
de 103, ont été répartis comme il suit : 8 en
janvier, 8 en février, 13 en mars, 2 en avril,
20 en mai, 8 en juin, 2 en juillet, 4 en août,
6 en septembre , 13 en octobre , 12 en novembre 7 en décembre. Il y a eu plusieurs
orages ; la grêle est tombée 5 fois ; le froid
a été assez vif ; le thermomètre est descendu
2 fois au-dessous de zéro ; la neige est
tombée 4 fois ; une fois elle a été très-abon-

dante. On m'a assuré qu'il y en avait 20 centimètres sur le sol où elle séjourna 5 à 6 jours. On n'en avait pas vu une si grande quantité depuis le 25 mars 1842.

Le grésil tomba 5 fois.

La moyenne de la température a été de 14° 50 ; la moyenne de la pression atmosphérique, de 0m7552, et l'oscillation barométrique annuelle, de 0m051. Somme toute, on peut dire que l'année 1855 a été une année exceptionnelle.

Résultat moyen des Observations météorologiques pendant l'année 1854.

TEMPÉRATURE.

	centigr.
Moyenne au lever du soleil	13° 07
Moyenne à deux heures	18° 55
Moyenne au coucher du soleil	15° 85
Moyenne de l'année déduite du maximum et du minimum de chaque jour. . .	15° 51
Maximum (août)	81° 05
Minimum (février)	— 5° 06
Oscillation maxima.	54° 09
Oscillation moyenne diurne	06° 49

Les observations barométriques n'ont point été prises pendant les mois de juin, juillet, août et septembre; nous ne pouvons donc pas en tirer de conclusions exactes.

ÉTAT DU CIEL.

	jours.		jours.
Beau	192	Tonnerre	9
Nuageux	66	Grêle	5
Pluvieux	50	Brume	9

L'état du ciel n'a pas été noté pendant le mois d'août. Le vent a soufflé avec force pendant 95 jours, dont 54 pendant le semestre d'hiver; à savoir : 10 en janvier, 10 en février, 8 en mars, 11 en avril, 9 en mai, 11 en juin, 6 en juillet, 2 en août, 4 en septembre, 9 en octobre, 9 en novembre, 6 en décembre.

Les vents forts qui ont soufflé le plus souvent sont : l'Est 54 jours, et le Sud-Ouest 21 jours. Les moins fréquents sont : le Nord 1 jour, le Sud-Est 2 jours, le Nord-Ouest 3 jours, l'Ouest 5 jours, le Nord-Est 9 jours.

Les vents modérés qui ont régné pendant cette année sont : le Nord 9 jours, le Nord-Est 1 jour, l'Est 39 jours, le Sud-Est 64 jours, le Sud 50 jours, le Sud-Ouest 47 jours, l'Ouest 1 jour, le Nord-Ouest 4 jours.

Le vent a été nul pendant 24 jours.

Dans cette année il y a eu une lacune de 54 jours en août, septembre et décembre.

Résultat moyen des Observations météorologiques pendant l'année 1855.

TEMPÉRATURE.

	centig.
Moyenne au lever du soleil	12° 41
Moyenne à deux heures	18° 56
Moyenne au coucher du soleil.	15° 60
Moyenne de l'année déduite du maximum et du minimum de chaque jour. . . .	14° 97
Maximum (août)	28° 00
Minimum (janvier).	— 2° 07

PRESSION ATMOSPHÉRIQUE.

Moyenne barométrique au lever du soleil .	0^m7570
— — à deux heures. . . .	0^m7591
— — au coucher du soleil.	0^m7590
— — de l'année	0^m7590
Maximum	0^m0776
Minimum	0^m0738
Amplitude de l'oscillation annuelle	0^m0038

ÉTAT DU CIEL.

	jours.			jours.
Beau	215		Grêle	6
Couvert	75		Neige	1
Pluvieux	79		Grésil	2
Tonnerre	20		Brouillard . . .	1

Le vent a soufflé avec force 104 jours; à savoir, 5 jours en janvier, 6 en février, 10 en mars, 15 en avril, 14 en mai, 6 en juin, 4 en juillet, 3 en août, 12 en septembre, 9 en octobre, 9 en novembre, 8 en décembre.

Les vents forts les plus fréquents ont été : le Sud-Ouest qui a soufflé 27 jours, l'Est 44 jours et le Nord-Est 11 jours. Les moins fréquents ont été : le Nord-Ouest qui n'a soufflé que 3 jours, le Nord 4 jours, le Sud 4 jours, le Sud-Est 6 jours et l'Ouest 7 jours.

L'ensemble des vents, tant forts que modérés, observés cette année, depuis dix-heures du matin jusqu'au coucher du soleil, sont : le Nord 21 jours, le Nord-Est 15 jours, l'Est 78 jours, le Sud-Est 46 jours, le Sud 23 jours, le Sud-Ouest 87 jours, l'Ouest 6 jours, le Nord-Ouest 5 jours. Le vent a été nul pendant 46 jours.

Pour les vents il y a eu cette année une lacune de 38 jours : en avril, mai, août et septembre.

La moyenne thermométrique a été de 14° 97, le maximum de chaleur de 28°, le maximum de froid de 2° 7 au dessous de zéro et l'oscillation annuelle de 30° 7.

Que peut-on désirer davantage sous le rapport de la douceur de la température et de son uniformité?

La pression atmosphérique a été normale; l'oscillation barométrique annuelle n'a été aussi que de 0^m038, ce qui prouve que la pression de l'air ne subit pas les oscillations et les brusques variations qu'on observe ailleurs.

Les jours pluvieux ont été assez nombreux; cependant il y a eu encore 243 jours de beau soleil, dont 96 dans le semestre d'hiver. Les orages ont été fréquents, plus fréquents qu'en 1853, puisque la grêle est tombée 6 fois et que le tonnerre s'est fait entendre 20 fois. C'est l'année la plus fréquente en orages qui soit notée sur les tables météorologiques que j'ai sous les yeux.

Résultat moyen des Observations météorologiques
pendant l'année 1856.

TEMPÉRATURE.

	centigr.
Moyenne au lever du soleil	12° 41
Moyenne à deux heures	18° 15
Moyenne au coucher du soleil	15° 73
Moyenne de l'année déduite du maximum et du minimum de chaque jour. . . .	15° 32
Maximum (juillet)	30° 02
Minimum (décembre)	0° 03
Amplitude de l'oscillation annuelle pendant le jour	30° 05

PRESSION ATMOSPHÉRIQUE.

Moyenne barométrique au lever du soleil .	0^m7598
— — à deux heures. . . .	0^m7597
— — au coucher du soleil .	0^m7597
— — de l'année.	0^m7597
Maximum	0^m0773
Minimum	0^m0739
Amplitude de l'oscillation annuelle	0^m0054

ÉTAT DU CIEL.

	jours.		jours.
Beau	208	Grésil	1
Couvert	72	Neige	1
Pluvieux	87	Brume	2
Tonnerre. . . .	12	Brouillard . . .	6
Grêle	1		

Le vent a soufflé avec force 83 jours ; à savoir : 10 jours en janvier, 7 en février, 11 en mars, 11 en avril, 10 en mai, 6 en juin, 3 en juillet, 11 en septembre, 5 en octobre, 4 en novembre, 5 en décembre.

Les vents forts qui ont soufflé le plus fré-quemment sont : le vent d'Est 49 jours et le vent du Sud-Ouest 15 jours. Les moins fréquents ont été : le Nord 1 jour, le Nord-Est 2 jours, le Sud 3 jours, l'Ouest 4 jours, le Nord-Ouest 9 jours.

Les vents modérés qui se sont fait sentir le plus souvent dans l'année sont : l'Est 43 jours, le Sud-Est 59 jours, le Sud 42 jours, le Sud-Ouest 38 jours, le Nord 15 jours ; le Nord Est n'a soufflé que 2 jours, le Nord-Ouest 4 jours et l'Ouest 2 jours.

Le vent a été nul pendant 23 jours.

Dans l'année 1856 il y a une lacune de 55 jours en juin, juillet et août.

Les vents, tant forts que modérés, qui ont dominé en 1856, depuis dix heures du matin jusqu'au coucher du soleil, sont l'Est et le Sud-Est.

La pression atmosphérique a été très-nor-male ; l'oscillation barométrique annuelle a été de 0m034. La moyenne thermométrique a été assez élevée (15° 52). Le plus grand froid a eu lieu dans le mois de décembre et a été de — 0° 5, et la plus grande chaleur a eu lieu en juillet; elle a été de 30° 2. L'amplitude de l'oscillation annuelle pendant le jour a été de 30° 5.

Résultat moyen des Observations météorologiques pendant l'année 1857.

TEMPÉRATURE.

	centig.
Moyenne au lever du soleil.	12° 61
Moyenne à deux heures	18° 86
Moyenne au coucher du soleil	16° 28
Moyenne de l'année déduite du maximum et du minimum de chaque jour . . .	15° 72
Maximum (juillet)	30° 00
Minimum (février)	+ 1° 02
L'amplitude de l'oscillation annuelle du thermomètre pendant le jour n'a donc été que de	28° 08

PRESSION ATMOSPHÉRIQUE.

Moyenne barométrique au lever du soleil .			0^{m}7618
—	—	à deux heures . . .	0^{m}7619
—	—	coucher du soleil . .	0^{m}7618
—	—	annuelle	0^{m}7618
Maximum (décembre)			0^{m}0775
Minimum (janvier)			0^{m}0737
Amplitude de l'oscillation annuelle			0^{m}0038

ÉTAT DU CIEL.

	jours.		jours.
Beau	230	Tonnerre	15
Nuageux	63	Grêle	2
Pluvieux	72		

Le vent a soufflé avec force 66 jours; à
savoir : 2 jours en janvier, 11 en février,
15 en mars, 6 en avril, 4 en mai, 6 en juin,
5 en juillet, 3 en août, 2 en septembre, 4
en octobre, 5 en novembre, 5 en décembre.

Les vents forts les plus fréquents ont été :
le vent d'Est qui a soufflé 37 jours, le Nord-
Est 9 jours et le Sud-Ouest 10 jours. Les
moins fréquents ont été : le Nord qui a
soufflé 1 jour, le Nord-Ouest 1 jour, le Sud-
Est 2 jours, le Sud 2 jours, l'Ouest 4 jours.

Les vents modérés qui ont régné dans
l'année sont : le Nord 15 jours, le Nord-
Est 4 jours, l'Est 45 jours, le Sud-Est 74
jours, le Sud 25 jours, le Sud-Ouest 56
jours, l'Ouest 2 jours, le Nord-Ouest 4
jours.

Le vent a été nul pendant 18 jours.

Dans cette année il y a eu, pour les vents,
une lacune de 56 jours en août, septembre,
octobre, novembre et décembre.

La pression atmosphérique s'est maintenue pendant 8 mois bien au-dessus de la
moyenne, et n'est descendue au-dessous
qu'en janvier, mars, avril et mai; cette élévation a été surtout exceptionnelle dans le mois
de décembre, pendant lequel la colonne barométrique a oscillé entre 0^m766 et 0^m775
et s'est maintenue presque constamment
au-dessus de 0^m770; aussi ce mois a-t-il
joui de 24 jours sans nuages, juste autant
que les mois de juillet et d'août.

La température n'a pas été moins remarquable ; le thermomètre n'est pas descendu
une seule fois à zéro pendant l'hiver, et la
moyenne de l'année, qui a été de $15^o 72$,
comme on l'a vu, a dépassé de $0^o 72$ la
moyenne assignée à Nice par la ligne isotherme sur laquelle cette ville se trouve
placée. Il n'y a eu, depuis douze ans, qu'une
seule année plus favorisée, sous ce rapport,
qu'en 1857, c'est l'année 1852, dont la
moyenne s'éleva à $15^o 91$.

Il n'y a eu, d'ailleurs, ni neige, ni brume,
ni brouillard.

*Resultat moyen des Observations météorologiques
pendant l'année 1858.*

TEMPÉRATURE.

	centigr.
Moyenne au lever du soleil	12° 81
Moyenne à deux heures	18° 42
Moyenne au coucher du soleil	16° 13
Moyenne de l'année déduite du maximum et du minimum de chaque jour . . .	15" 61
Maximum (juillet et août)	29° 00
Minimum (janvier) . . . . —	00° 07
L'amplitude de l'oscillation annuelle du thermomètre pendant le jour n'a donc été que de.	29° 07

PRESSION ATMOSPHÉRIQUE.

Moyenne au lever du soleil	0^m7619
Moyenne à deux heures	0^m7617
Moyenne au coucher du soleil	0^m7617
Moyenne annuelle	0^m7617
Maximum (janvier)	0^m0775
Minimum (mars)	0^m0740
Amplitude de l'oscillation annuelle	0^m0035

HYGROMÉTRIE.

Moyenne de l'année à l'hygrom. de Saussure.	57° 1
Maximum (septembre et novembre).	70° 0
Minimum (janvier)	25° 0

ÉTAT DU CIEL.

	jours.		jours.
Beau	222	Grêle	2
Nuageux	85	Neige	2
Pluvieux	58	Brume	6
Tonnerre	11	Brouillard . . .	2

Le vent a soufflé avec force 64 jours ; à savoir : 5 jours en janvier, 9 en février, 7 en mars, 7 en avril, 11 en mai, 2 en juin (lacune en juillet et août), 1 en septembre, 7 en octobre, 8 en novembre , 4 en décembre

Les vents forts les plus fréquents ont été : le vent d'Est qui a soufflé 51 jours, le Sud-Ouest 10 jours, le Nord-Est 9 jours. Les moins fréquents ont été : le Nord 1 jour, le Nord-Ouest 5 jours et l'Ouest 7 jours.

Les vents modérés qui ont dominé pendant l'année sont : le Sud-Est 59 jours, l'Est 47 jours, le Sud-Ouest 43 et le Sud 54.

La pression atmosphérique a été à peu près normale. Le mois de février seul a présenté une assez grande élévation au-dessus de la moyenne.

La moyenne thermométrique, bien qu'élevée (15° 64), a été un peu inférieure à celle de 1857 (15° 72).

Nous avons vu que le maximum de froid
en hiver, pendant le jour (—0° 07) et le
maximum de chaleur en été (29°) n'accusent
qu'une oscillation annuelle de 29° 7 centig.,
tandis qu'à Paris et dans les autres villes
du Nord de l'Europe, cette oscillation dépasse
souvent 40°; c'est là une preuve irrécusable
de la douceur du climat de Nice, exempt de
grandes chaleurs comme de grands froids. On
peut en dire autant de l'oscillation barométrique annuelle, qui n'a été que de 0^m035,
ce qui prouve que dans cette contrée la pression atmosphérique ne subit pas les brusques variations, les aberrations considérables qui s'observent dans les contrées moins
favorisées.

L'année 1858 a été comparativement sèche,
car elle n'a compté que 58 jours plus ou
moins pluvieux, tandis qu'il y en avait eu
72 en 1857 et 86 en 1856. Aussi la moyenne
donnée par l'hygromètre de Saussure s'est-
elle ressentie de cette siccité.

Il ressort des observations hygrométriques
faites jusqu'ici que, contrairement à ce qui
se passe dans les régions plus septentrionales, l'hiver est, à Nice, plus sec que l'été;
en effet, la moyenne donnée par l'hygromètre
de Saussure, en 1858, a été de 59° 1 pour
les mois d'été, et seulement de 52° 6 pour
les mois d'hiver.

La sérénité du ciel a été remarquable, puisqu'il y a eu dans l'année 222 jours de soleil, dont 100 dans le semestre d'hiver. Le mois de janvier a compté 24 jours sans nuages.

Résultat moyen des Observations météorologiques pendant l'année 1859, *par* M. Teysseire.

TEMPÉRATURE.

	centigr.
Moyenne au lever du soleil.	13° 43
Moyenne à deux heures	18° 82
Moyenne au coucher du soleil	15° 74
Moyenne de l'année déduite du maximum et minimum de chaque jour	16° 13
Maximum de l'année (7 juillet)	31° 00
Minimum de l'année (17 décembre). . .	— 1° 06
L'amplitude de l'oscillation annuelle pendant le jour n'a donc été que de . . .	32° 06

THERMOMÈTRE CENTIGRADE A MINIMA.

Moyenne de l'année	12° 15
Maximum (8 juillet)	26° 02
Minimum (17 décembre).	— 1° 06

	baromètre.
Moyenne au lever du soleil	0^m7617
Moyenne à deux heures.	0^m7616
Moyenne au coucher du soleil	0^m7616
Moyenne de l'année.	0^m7616
Maximum de l'année (10 janvier).	0^m0778
Minimum de l'année (2 décembre)	0^m0742

HYGROMÉTRIE.

	hyg. de Saussure.
Moyenne de l'année.	59° 7
Maximum d'humidité (26 décembre). . .	69° 0
Minimum (11 novembre)	30° 0

ÉTAT DU CIEL.

	jours.		jours.
Beau.	251	Grésil	1
Nuageux	76	Neige	2
Pluvieux	58	Brume	2
Tonnerre. . . .	9	Brouillard . . .	4

Le vent a soufflé avec force pendant 72
jours, à savoir : 5 jours en janvier, 6 en février, 5 en mars, 10 en avril, 8 en mai,
2 en juin, 3 en juillet, 5 en août, 7 en septembre, 9 en octobre, 10 en novembre, 4
en décembre.

4

Les vents forts les plus fréquents ont été :
le vent du Sud-Ouest, qui a soufflé 29 jours,
et le vent d'Est 28 jours. Le Nord s'est fait
sentir avec force 1 jour, le Nord-Est 8 jours,
l'Ouest 5 jours et le Nord-Ouest 1 jour.

Les vents modérés qui se sont fait sentir
le plus fréquemment pendant l'année sont :
le Sud-Est 64 jours, le Sud 58 jours, le
Sud-Ouest 54 jours, l'Est, 53 jours et le
Nord 24 jours.

En réunissant les vents forts avec les modérés, on trouve que les vents dominants de
l'année ont été, comme à l'ordinaire, le Sud-
Ouest, qui a régné 83 jours et l'Est 81 jours.

La pression atmosphérique, en 1859, a
présenté quelques phénomènes dignes de
remarque. Pendant tout le mois de janvier,
la colonne barométrique s'est maintenue à
une hauteur considérable et a donné pour
moyenne 0m 769, dépassant de près d'un
centimètre la moyenne normale au niveau
de la mer ; le maximum a été dans ce mois
de 0m 778 ; c'est la plus grande hauteur qui
ait jamais été observée à Nice ; et le minimum, qui n'a été que de 0m 759, est supérieur aux moyennes des mois de mai et de
décembre de la même année, qui ont été de
0m 758 ; les mois les mieux partagés après
janvier ont été février, mars et juillet, dont
les moyennes ont approché de 0m 764. En-

fin, la moyenne de l'année a été à peu près égale à celle des cinq années qui ont précédé cette dernière. On comprend l'utilité d'une si grande pression atmosphérique dans certaines affections chroniques de la poitrine.

La moyenne de la température, en 1859, a été aussi très-élevée (16° 13) et supérieure de plus d'un degré à la ligne isotherme de Nice, qui est, comme je l'ai déjà dit, de 15°. Cette élévation s'explique d'abord par l'hiver très-doux que nous avons eu l'année dernière, et ensuite par les chaleurs exceptionnelles des mois de juillet et d'août. Et pourtant ces chaleurs étaient modérées si nous les comparons à celles qu'on a éprouvées en Angleterre, en France et dans d'autres contrées de l'Europe ; en effet, tandis que le thermomètre centigrade s'élevait au maximum, à Nice, à 31° le 7 juillet, il accusait à peu près, à la même époque, 37° à Paris, 35° à Vichy, 37° à Lyon et 40° 5 à Montpellier. Il est donc vrai de dire qu'à Nice les chaleurs sont tempérées pendant l'été.

Le degré moyen de l'humidité de l'air (59° 7) donné par l'hygromètre de Saussure, en 1859, a été un peu supérieur à celui de 1858, qui n'avait été que de 57° 1. Comme on voit, ces chiffres sont très-près de la

moyenne hygrométrique assignée à Nice par
M. Roubaudi : le maximum (69°) s'est produit, comme à l'ordinaire, dans les mois
d'automne ; mais le minimum, qui s'observe
habituellement en hiver et de préférence en
janvier, a eu lieu, par exception, en novembre, un des mois les plus humides ; c'est
une anomalie accidentelle et due au violent
coup de vent du Nord-Est qui s'est fait sentir le 11 dudit mois. Ce jour-là, au moment
où l'hygromètre de Saussure marquait 30°,
le psychromètre d'August indi   t l'é-
norme différence de 10° centigra.   ntre
la température de l'air et la tem ature
de l'évaporation (le thermomètre sec mar-
quant 15° 7 et le thermomètre humide seulement 5° 7). — En ce moment, l'air était
tellement sec, ou pour parler plus exacte-
ment, la vapeur d'eau qu'il contenait était
tellement raréfiée, que, d'après les tables
d'August, de Biot et d'Apjohn, elle n'aurait
pu se condenser et tomber en rosée que
moyennant un abaissement de plus de 40°
centigrades dans la température de l'air. —
C'est, comme d'habitude, en été et en automne que les moyennes hygrométriques les
plus élevées se sont produites, car, contrairement à ce qui se passe dans les régions
plus septentrionales, l'hiver et le printemps
sont, à Nice, plus secs que les deux autres

saïsons ; avril a été, en 1859, le mois le plus
sec (moyenne 55° 8 Saussure), et octobre le
plus humide (moyenne 63° 8).

L'année dernière, on a compté 254 jours
sereins ; elle a eu l'avantage sur 1858, qui
n'en avait compté que 222. Deux années
seules, depuis 12 ans, ont été sous ce rapport mieux partagées que 1859, ce sont
1851 et 1852, qui eurent, la première, 235
beaux jours, et la seconde, 240.

De ces 254 jours de soleil en 1859, 112
appartiennent au semestre d'hiver. Ces chiffres expliquent et justifient la faveur dont
Nice jouit auprès des étrangers.

*Résultat moyen des Observations météorologiques
pendant l'année* 1860, *par* M. Teysseire.

TEMPÉRATURE.

	centigr.
Moyenne au lever du soleil	12° 12
Moyenne à deux heures	17° 50
Moyenne au coucher du soleil	15° 57
Moyenne de l'année déduite du maximum et du minimum de chaque jour . . .	14° 82
Maximum de l'année (juillet)	26° 07
Minimum de l'année (février)	— 0° 09
L'amplitude de l'oscillation annuelle du thermomètre centigr. pendant le jour n'a donc été que de.	27° 06

THERMOMÈTRE CENTIGRADE A MINIMA.

Moyenne de l'année. . . . . 11° 27
Maximum (juillet). . . . . 25° 05
Minimum (février). . . . . — 1° 06

PRESSION ATMOSPHÉRIQUE.

Moyenne au lever du soleil 0ᵐ7595
Moyenne à deux heures. 0ᵐ7594
Moyenne au coucher 0ᵐ7592
Moyenne de l'année 0ᵐ7595
Maximum de l'année 0ᵐ0774
Minimum de l'année 0ᵐ0740
Oscillation annuelle. 0ᵐ0054

HYGROMÉTRIE.

Moyenne de l'année . . . . 59° 06
Maximum (décembre) . . . . 70° 00
Minimum (mars et novembre) . . . . . . 57° 00

ÉTAT DU CIEL.

	jours.		jours.
Beau.	198	Grésil	1
Nuageux	94	Neige	5
Pluvieux	74	Brume	8
Tonnerre.	7	Brouillard	6

Jours de vent fort pendant l'année, 91,
— ainsi répartis : 12 en janvier, 10 en février, 6 en mars, 11 en avril, 4 en mai, 9
en juin, 7 en juillet, 4 en août, 6 en septembre, 8 en octobre, 7 en novembre et 7
en décembre. — Les vents forts les plus fréquents ont été : le vent d'Est, qui a soufflé
37 jours, et le vent de Sud-Ouest 24 jours :
l'Ouest s'est fait sentir avec force 12 jours,
le Nord-Est 10 jours, le Nord-Ouest 6 jours,
le Nord 2 jours, et le Sud 1 jour.

Les vents modérés qui se sont fait sentir
le plus fréquemment pendant l'année sont :
l'Est 80 jours, le Sud 61 jours, le Sud-Ouest
35 jours, le Nord 34 jours, et le Sud-Est 31
jours.

En réunissant les vents forts avec les modérés, on trouve que les vents dominants de
l'année ont été : l'Est, qui a régné 117 jours,
le Sud 62 jours, et le Sud-Ouest 59 jours.

La moyenne de la pression atmosphérique
en 1860 (0^m 759 2) a été légèrement inférieure à la moyenne normale au bord de la
mer (0^m 760). Les mois les mieux partagés
ont été : janvier (moyenne, 761 2), mai
(790 7), juin et août (760 8), octobre
(760 7), et le plus favorisé de tous a été le
mois de septembre qui a donné une moyenne
de 0^m 761 4, supérieure, par conséquent, à
celle de janvier, qui est habituellement la

plus élevée de toutes. — C'est le mois de
décembre, fort laid en 1860, qui a donné la
moyenne la plus basse (754 6); viennent
ensuite février et avril avec une moyenne
égale (757 2), puis novembre (758 9),
mars (759 4) et juillet (759 7). — Le maximum (0^m 774) a été observé le 9 janvier,
au lever du soleil, et le minimum (0^m 740)
le 9 décembre, à 2 heures. — En comparant
l'année 1860 aux huit années précédentes,
on trouve qu'elle est supérieure à 1853-54-
55, égale à 1852, inférieure à 1856-57-58-
59.—En résumé, l'année qui vient de finir
n'a pas été précisément favorisée sous le
rapport de la pression atmosphérique.

Elle ne l'a pas été davantage sous celui
de la température, la moyenne annuelle
n'ayant été que de 14° 82 centigrades, inférieure, par conséquent, à la moyenne normale ou *isotherme*, qui est pour Nice de 15°.
— Il est vrai que cette infériorité ne provient
pas d'un froid insolite dans les mois d'hiver,
—(car le minimum thermométrique, comme
on l'a vu dans le tableau précédent, n'a été
que de — 0° 9 pendant le jour, et de— 1° 6
pendant la nuit); — mais du peu d'élévation de la température dans les mois d'été :
en effet, les chaleurs ont été tellement modérées en juin, juillet, août et septembre, que
les moyennes respectives de ces quatre

mois n'ont été que de 26° 59, 22° 88, 21° 44
et 19° 79, et se trouvent inférieures de plusieurs degrés aux moyennes de tous les mois
correspondants des 11 années précédentes.
— Le maximum de chaleur, pendant ce remarquable été, n'a pas dépassé 26° 7 centigrades, et s'est produit, — circonstance bi-
zarre ! — juste au moment où a commencé
l'éclipse partielle de soleil du 18 juillet.

Le degré moyen de l'humidité de l'air
(59° 6) donné par l'hygromètre de Saussure
en 1860, est un peu inférieur à celui de 1859,
qui avait été de 59° 7 ; le maximum (70° 0)
a eu lieu pendant les grandes pluies des 7
et 8 décembre, et le minimum (57° 0) le 5
mars, à 2 heures, par un fort coup de mistral ; au même instant le psychromètre d'August accusait 7° 5 d'évaporation, c'est-à-dire
que le thermomètre à boule humide était
plus bas que le thermomètre sec précisément de cette quantité, ce qui donne, par
les tables de Biot et les calculs appropriés ,
0^m 0059 pour la tension de la vapeur d'eau
dans l'atmosphère (le baromètre étant à
0^m 757), et $+$ 2° 6 centigrades pour le
point de rosée, distant, par conséquent, de
12° 4 de la température de l'air qui était à
$+$ 15° 0. — Par contre, le 8 décembre, au
lever du soleil, au moment où l'hygromètre
de Saussure marquait 70°, le degré d'évapo-

ration, ou différence psychrométrique, n'é-
tait que de 1° 4 (barom. 0 749); en cet
instant la tension de la vapeur atmosphérique était montée à 0m 0074, et le point de
rosée à + 6° 0 ; c'est-à-dire que (le therm.
sec étant + 9° 0), il aurait suffi alors d'un
abaissement de température de 3° 0 pour
que la vapeur d'eau en suspension dans l'atmosphère, se précipitât en rosée. — C'est,
comme à l'ordinaire, un mois d'été qui a
donné la moyenne hygrométrique la plus
élevée (63° juillet), et un mois d'hiver qui
a produit la moyenne la plus basse (54° 4
février); cela paraîtra anormal à nos lec-
teurs étrangers qui habitent ordinairement
le nord de l'Europe où l'hiver est généralement plus humide que l'été ; mais ils cesse-
ront de s'étonner lorsqu'ils sauront que,
sous le ciel de Nice, c'est constamment l'inverse qui a lieu.

Sous le rapport de la sérénité du ciel,
l'année 1860 présente une infériorité marquée, car elle n'a compté que 198 beaux
jours, tandis que, pendant les 11 années
précédentes, le nombre des jours sereins
avait varié de 208 (1856) à 240 (1852) ; la
différence au préjudice de 1860 est, comme
on voit, assez notable; elle a porté sur toutes les saisons excepté l'été, qui a été, sous
ce rapport, à peu près normal, puisque les

mois de juin, juillet et août ont eu ensemble
63 jours sans nuages, 19 jours nuageux, et
seulement 20 jours très-légèrement pluvieux.
Ainsi, tandis qu'à Paris et dans tout le nord
de l'Europe, l'été, comme on sait, était at-
tristé par des pluies incessantes, on jouissait
à Nice d'un temps admirable.

L'anné 1860 n'a eu que 7 orages avec
tonnerre; ce nombre, pour les 11 années
précédentes, avait varié de 9 à 20. — Il a
neigé 5 fois : une en février, une en mars,
et 3 en décembre; depuis 12 ans on n'avait
pas vu la neige tomber autant de fois en
une année. Il est vrai qu'ici la neige ne tient
pas longtemps sur la terre, et que le plus
souvent elle fond en touchant le sol ; et pourtant celle du 22 décembre a mis trois jours
à fondre complètement.

Il y a eu 6 jours de brouillards en 1860 :
1 en mars, 1 en août, 2 en novembre, et 2
en décembre ; jusqu'à présent ce nombre
n'avait pas été atteint. Hâtons-nous d'ajouter que les brouillards de Nice n'ont rien de
commun avec les brouillards opaques et
puants de Paris ou de Londres, qui font
quelquefois une véritable nuit en plein midi.
Ce que nous appelons brouillards ici méri-
terait à peine ce nom dans les deux villes
que je viens de nommer.

Somme toute, l'année 1860 n'a pas été

belle, et je conçois que les étrangers arrivés
à Nice en novembre et en décembre aient
éprouvé un certain désappointement ; en effet, ces deux mois ont été exceptionnelle-
ment laids ; — et pourtant si nos hôtes veu-
lent bien comparer le temps que nous avons
ici, depuis deux mois, à celui qu'on a partout ailleurs, en Espagne, en Italie, en
France, en Angleterre et dans tout le nord
de l'Europe, ils conviendront facilement que
Nice, même lorsque son ciel se montre le
moins aimable, est encore un pays privilégié.
Les trois faits suivants, que tout le monde
a pu constater comme moi, le démontrent
d'ailleurs d'une manière irrécusable : 1° On
voit de toutes parts, depuis plus de six
semaines, des hirondelles (1) presque aussi
nombreuses qu'en été ; 2° les petites mar-
chandes de fleurs du quai Masséna ont leurs

---

(1) L'hirondelle que l'on voit à Nice en hiver n'est
pas de la même espèce que celle de l'été : c'est l'*hi-
rundo rupestris* qui, après avoir passé la saison chaude
dans nos montagnes, vient hiverner dans le bassin
de Nice, et qui paraît être indigène dans notre contrée. Toutefois cette hirondelle, vivant, comme les
autres, d'insectes volants, n'en témoigne pas moins
de la douceur de notre climat, attendu que les insectes dont elle se nourrit ne peuvent éclore et vivre
qu'à la faveur d'une température assez élevée.

corbeilles garnies de bouquets formés de
violettes de Parme et de fleurs d'oranger;
3º dans le courant de décembre, j'ai vu d'innombrables abeilles butiner dans les acacias
du jardin public (*mimosa leptophyla*) alors en
pleine floraison. — Voyez aussi la vitrine
d'Alphonse Karr, et dites-moi s'il est, en
Europe, beaucoup de villes qui puissent,
en janvier, offrir aux regards charmés de si
magnifiques fleurs.

CHAPITRE II.

SAISONS, MALADIES CONCOMITANTES.

> Quilibet in quibusvis anni temporibus
> morbi fiunt, nonnulli tamen in quibusdam
> tum magis fiunt, tum exacerbantur.
> (HIPP. — Sect. III , aph. 19.)

En comparant la température des différents mois de l'année, on acquiert la preuve
qu'à Nice le retour périodique du chaud et
du froid se fait d'une manière régulière,
sans transitions brusques, les variations
thermométriques d'un mois à l'autre n'étant
que de 2° 5 à peu près.

I.

L'hiver y est généralement très-beau. La chaleur moyenne dans cette saison, comme nous l'avons vu, est de $+$ 9° 3.

Dans le mois de décembre 1859, Paris a vu le thermomètre centigrade descendre à — 15° 9, et Lyon à — 24° ; dans toutes les villes du midi de la France cet instrument marqua — 6°, — 7°, — 8°, et à Nice nous n'avons eu que — 1° 6, et encore ce degré n'a-t-il duré que quelques heures, dans une seule de nos nuits. Le thermomètre s'est constamment maintenu depuis à plusieurs degrés au-dessus de zéro. Aussi les orangers n'y ont point souffert, tandis qu'à Cannes et à Grasse un grand nombre d'entre eux ont été endommagés par la gelée.

M. Naudot explique cette douce et presque constante température de l'hiver par l'obliquité des rayons solaires, leur durée prolongée sur l'horizon, la minime évaporation de l'eau dans cette saison, et enfin par l'influence des brises méridionales qui transportent sur le bassin de Nice le calorique émané de la mer.

La période hyémale est caractérisée à Nice

par des affections catarrhales (bronchites, coryzas, pleurésies, pneumonies), et par les angines couenneuses et le croup. Fodéré croyait ces dernières maladies inconnues dans cette contrée. Fodéré était dans l'erreur, à moins que les temps n'aient changé, car j'en ai vu et traité avec succès plusieurs cas cet hiver même; j'avais déjà assisté, en compagnie de mon regrettable ami le docteur Fabrizi, à une épidémie dyphtéritique dans l'hiver de 1856 à 1857.

II.

Au *printemps* l'air est agité d'un flux et d'un reflux continuels; le vent d'Ouest-Nord-Ouest y souffle avec violence pendant le jour et s'affaisse constamment au coucher du soleil; on y remarque de fréquentes alternatives de chaleur et de froid qui modifient profondément l'organisme. La moyenne de la température de cette saison est, suivant Schouw, de 14° 73 et de 12° 8 selon M. Roubaudi.

Le printemps, à Nice, est la continuation de l'hiver et, comme le dit M. Carrière, il exige une prudente persistance dans les mesures de précaution que paraît réclamer plus impérieusement le temps de la saison rigoureuse.

Dans cette saison on observe des fièvres exanthématiques (varioles, rougeoles, scarlatines) accompagnées d'angines plus ou moins graves.

III.

L'*été* est très-tempéré à Nice, malgré une vive et continuelle lumière solaire; cette saison est bien moins chaude qu'à Paris, Londres et St-Pétersbourg; sa moyenne thermale est de 23° 51 suivant Schouw et Mahlmann; de 23° 2 selon M. Roubaudi. Le thermomètre centigrade ne s'élève presque jamais au-dessus de 28°, tandis que, dans les villes susnommées, il dépasse souvent 34° et même 36°. Voici quelle est la moyenne de la température des 6 mois de la belle saison :

Mai. . . . 18° centigrades.
Juin . . . 21°   —
Juillet . . 24°   —
Août . . . 24°   —
Septembre 24°   —
Octobre. . 16°   —

4*

Comme on le voit, à Nice, on ne connaît pas plus les extrêmes du chaud que les extrêmes du froid ; cela tient à ce que la brise de la mer, le vent du Sud-Est ou sirocco répand une agréable fraîcheur dans la campagne niçoise et que l'évaporation très active enlève à l'atmosphère une grande quantité de calorique. Ce n'est pas tout : la température y est plus uniforme et la chaleur plus régulièrement distribuée que dans les régions du Nord, où les nuits sont constamment beaucoup plus froides qu'à Nice ; l'atmosphère, enfin, n'y est jamais agitée par les vents dans cette saison.

Ces conditions climatériques se prêtent merveilleusement à la création d'une saison d'été, comme il y en a déjà une d'hiver.

Nice, avec un établissement de bains de mer à l'instar de ceux de Dieppe et de Trouville, procurerait beaucoup d'aisance à ses habitants, car il est évident que les baigneurs, par les raisons qui viennent d'être exposées, préfèreraient sa plage à celle de l'Océan où il fait toujours du vent et très-souvent froid.

La saison d'été est marquée à Nice par des troubles de l'appareil digestif, des fièvres bilieuses, des hépatites et des ophthalmies qui règnent d'une manière épidémique. Ces affections oculaires sont évidemment occa-

sionnées par l'intensité de la lumière directe
et sa réverbération.

IV.

La saison d'*automne* est caractérisée par
des agitations atmosphériques parties de divers points de l'horizon, par des pluies équi-
noxiales très-abondantes et très-précipitées,
au point que, dans l'espace de quelques
heures, les campagnes sont inondées par le
débordement des rivières. La moyenne thermale de cette saison est de 17° 74 suivant
Schouw et Malhmann, de 12° 8 suivant M.
Roubaudi.

Les maladies automnales sont les flux
intestinaux (diarrhées, dyssenteries) et les
fièvres intermittentes, dans le bassin du Var
principalement.

CHAPITRE III.

GÉOSCOPIE.

> Le médecin examinera si le sol est nu
> et sec ou boisé et humide ; s'il est enfoncé
> et brûlé par des choleurs étouffantes ou
> s'il est élevé et froid.
> (HIPP. — *Des airs, des eaux et des
> lieux.)*

Pour terminer ce qui a rapport à la topographie du bassin de Nice, il nous reste à
parler de la nature du sol et des eaux.

L'origine de la vallée sur laquelle la ville
est assise est, suivant M. Naudot le résultat
d'alluvions successives, de sorte que, d'après
cette théorie, le magnifique bassin niçois se-

rait une conquête du torrent Paillon sur la
mer, comme le Delta de l'Egypte est une
conquête du Nil.

Le terrain de la campagne de Nice, en effet, étant fortement incliné et en pente rapide, les eaux de pluie et d'orages se pré-
cipitent par d'innombrables ravins dans le
Paillon, qui ne tarde pas à déborder et à
rouler ses eaux sédimenteuses vers la mer,
où il entraîne d'immenses déblais après
avoir traversé la plaine, où il forme des atterrissements annuels ; de là la formation
de la campagne de Nice, dont le sol très-sec
est composé de galets, de graviers, de détritus des montagnes mélangés de terre végé-
tale. Il y a donc eu un temps où la mer bai-
gnait le pied de la colline de Cimiès et où le
rocher du château, premier emplacement de
la ville, était isolé au milieu des eaux.

Cette mer, maintenant si calme, est cependant la cause génératrice de ces immenses dépôts qui constituent le sol des Alpes
Maritimes. Nous allons tracer à grands traits,
d'après les géologues, une esquisse des terrains qui y furent apportés, des bouleverse-
ments auxquels cette contrée fut soumise
avant d'avoir les formes actuelles.

« Sur la base primordiale du granit furent
déposés, dans un ordre successif, les roches
schisteuses, les porphyres, les terrains houil-

lers , puis le calcaire alpin , suivi de la
dolomie jurassique, dans les fissures de
laquelle se trouvent les fameuses brêches
osseuses de Nice, où les dépouilles des
mammifères herbivores ont été solidement
cimentées par un gravier ferrugineux avec
des coquilles marines. A une époque con-
temporaine , par le dégagementt de certains
gaz , il se forma de vastes cavités dans le
calcaire jurassique des montagnes qui envi-
ronnent Nice, au moment où la roche était
encore molle (1).

« A l'époque suivante, apparaît la chaux
carbonatée compacte, stratifiée avec les marnes; ensuite se montre le calcaire zoophy-
tique. Toutes les masses minérales, déposées
primitivement par assises horizontales, furent brisées, déchirées dans d'horribles con-
vulsions par les forces incommensurables du
feu central qui souleva, redressa les terrains,
détermina l'inclinaison des couches minérales, et porta jusque dans les nues les coquilles, les madréporites et tous les corps
marins que l'on rencontre sur le sommet des
montagnes.

« Après ces grandes catastrophes, on vit

(1) Dans les grottes ou cavités M. Naudot trouva
des animaux fossiles.

apparaître les marnes chloritées, les argiles plastiques et les gypses.

« Une dernière période diluvienne est caractérisée par un immense dépôt de galets, de poudingues alternant avec des marnes argileuses et des sables, dont les couches sont inclinées vers l'horizon.

« Les terrains historiques, composés des détritus des montagnes, des alluvions des fleuves et des atterrissements de la mer, forment donc le fond du bassin de Nice. »

(Naudot, *Climat de Nice.*)

Dans le sondage qu'on pratiqua tout récemment au hameau de St-Etienne, pour la création d'un puits artésien à eau jaillissante, on rencontra les couches géologiques suivantes. Le sondage fut suspendu à la profondeur de 29 mètres 60 dans la couche de poudingue et de sable dont l'épaisseur resta indéterminée.

1re *couche* (3 m. 50 d'épaisseur) : gravier sablonneux provenant des débordements du vallon de St-Barthélemy,

2me *couche* (4 m. d'épaisseur) : argile jaunâtre.

3me *couche* (1 m. 20 d'épaisseur) : argile noire plastique.

4me *couche* (0 m. 80 d'épaisseur) : sable argileux verdâtre.

5me *couche* (5 m. 50 d'épaisseur) : argile noire plastique.

6me *couche* (0 m. 60 d'épaisseur) : sable très-fin ébouleux, (*nappe d'eau ascendante*).

7me *couche* (6 m. 40 d'épaisseur) : sable consistant.

8me *couche* (1 m. d'épaisseur) : poudingue à cailloux quartzeux.

9me *couche* (4 m. 80 d'épaisseur) : marne dure jaune-verdâtre, très-calcaire.

La 10e *couche* enfin, composée de couches alternatives de sable et de poudingue à cailloux calcaires et dolomitiques, n'a été sondée qu'à la profondeur de 1 m. 80; on y rencontra une nappe d'eau jaillissante.

M. le professeur Verani analysa cette eau et il trouva par litre :

	litr.
Air atmosphérique	0,020
Gaz acide carbonique	0,037

	gramm.
Sulfate de chaux.	0,029
Carbonate de chaux et très-légères traces de chlorure	0,225
Résidu de l'évaporation à sec	0,294

Une partie de l'acide carbonique existe dans l'eau sous forme gazeuse et l'autre partie s'y trouve à l'état de bicarbonate de chaux.

CHAPITRE IV.

VÉGÉTATION ET POPULATION.

Toutes les productions de la terre se
conforment à la nature du sol.
(Hipp.—*Des airs, des eaux et des lieux.*)

La terra molle e lieta e deliziosa
Simili a se gli abitator produce.
Tasso. — *Gerusal. lib.* C. I.

Le territoire de la campagne de Nice est
couvert d'une riche et perpétuelle végétation. La flore y est infiniment variée; elle
est composée de plantes indigènes et exoti-
ques de toutes les latitudes. Les espèces
qu'elle comprend sont étagées selon les lois

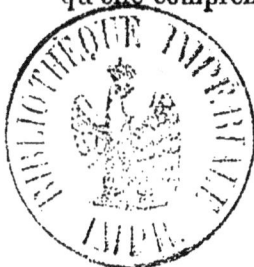

5

de la géographie botanique si bien tracées
par de Humboldt, de Candolle et M. Lecoq,
par zones commençant au rivage de la mer
pour finir sur les sommets glacés des monts
Ciménéens. On peut donc suivre, en s'élevant
le long du territoire de Nice, les divers échan-
tillons des plantes propres aux climats les
plus opposés; on passe, par d'insensibles dé-
gradations, des espèces végétales propres
aux plages de l'Orient à la végétation des
neiges éternelles. Cette variété infinie de
plantes, cette végétation persistant en toute
saison, toujours si diversifiée et brillante ,
ne peut manquer de produire une favorable
impression sur le moral des malades qui
viennent demander à Nice le rétablissement
de leur santé.

On rencontre d'abord dans la première
zone les plantes qui végètent dans les terrains d'alluvion; près de la plage croissent
les plantes alcalines ; dans la plaine, au milieu de vertes prairies entrecoupées de ruisseaux limpides et murmurants, et de jardins remplis de mille fleurs odorantes ,
s'élèvent les orangers , les citronniers , les
bigaradiers , les cédratiers , les pompoléons
ou lumies d'Espagne, les grenadiers, les pal-
miers à dattes qui, avec les roseaux élancés
bordant les ruisseaux , donnent à la campagne de Nice une couleur orientale.

Les sentiers qui conduisent dans l'intérieur des terres sont bordés d'arbousiers, de
caroubiers, de lentisques, de térébinthes,
de chênes-verts, de faux-baguenaudiers, de
cystes, de garous, de bruyères arborescentes
et multiflores, de genêts à feuilles de saule,
de coronilles émérus, etc., etc.

Les collines qui entourent le bassin de
Nice sont peuplées d'oliviers au feuillage ar-
genté, et au-dessous, sur le penchant des
coteaux, croissent les aloès à la hampe flo-
rissante, les yuccas aloëfolia, les cactiers et
la vigne qui enlace ses longs rameaux aux
branches des noyers. Les figuiers, les juju-
biers, les lauriers mélangent leur feuillage
aux arbres fruitiers des régions tempérées
de l'Europe, et protégent de leur ombre
bienfaisante les champs couverts de blés
qu'une lumière trop vive et une sécheresse
trop grande ne tarderaient pas sans cela à
épuiser.

Sur les flancs escarpés des montagnes,
dans les fentes des roches calcaires, pous-
sent les caroubiers, les pins, les myrtes,
les euphorbes, les labiées, de sorte que l'air
des régions supérieures arrive dans la plaine
chargé de principes balsamiques qui s'exha-
lent de ces arbres et lui communiquent des
propriétés médicinales sédatives; enfin,
quelques espèces de graminées et de crypto-

games couvrent les sommets de leur chétive végétation.

Ainsi, tout est réuni dans cet heureux pays pour impressionner doucement le moral des malades. « La chaleur féconde du soleil, la mer immense, les beaux arbres, les prairies, les fleuves rapides, les ruisseaux fleuris et murmurants, la voix de la brise et de l'eau, le parfum des fleurs et des feuillages, le ciel profond et limpide, les splendeurs ardemment colorées du matin et du soir, *tout vous remplit* l'âme d'une ivresse sereine (1). »

Comme la végétation, la population porte l'empreinte caractéristique du climat,

> . . . . *La terra*
> *Simili a se gli abitator produce.*
> TASSE.

Les habitants de Nice sont d'un tempérament bilioso-nerveux; ils ont le teint brun et même hâlé; ils sont secs, nerveux et bien musclés, leur taille est souple et bien prise, leurs mouvements sont prompts et agiles.

---

(1) Aphonse Karr. — *Les Guêpes*, n° 6. 1859.

Les femmes offrent cette rondeur de formes qu'on remarque chez les femmes des climats méridionaux, elles ont beaucoup de vivacité, leur physionomie est très-mobile, leurs yeux sont noirs, bien fendus et pleins de douceur.

Les hommes sont doués de beaucoup d'adresse et d'intelligence, mais ils sont inconstants et persévèrent rarement dans leurs entreprises; car ils sont en général insouciants de l'avenir et amis du *dolce far niente*; ce n'est, comme le remarque un indigène, M. L. Roubaudi, que lorsqu'ils sont éloignés de leur pays et abandonnés à eux-mêmes qu'ils déploient une grande activité et toutes les ressources d'une fertile imagination pour mener à bien la tâche qu'ils se sont imposée.

Le comté de Nice a produit des hommes illustres dans presque toutes les branches des connaissances humaines. Cassini, dans les sciences physico-mathématiques; Penchienati, dans les sciences médicales; Blanqui, dans les sciences économiques; Gioffredi dans l'histoire (1); Alberti, dans la

------

(1) L'abbé Gioffredi est l'auteur de l'*Histoire des Alpes-Maritimes*.

philologie (1); Andrioli et Rancher, dans la poésie (2); Brera et Vanloo, dans la peinture (3); Catterina Segurana (4), Masséna et Garibaldi, dans l'art de la guerre, etc. J'en passe une foule d'autres en renvoyant le lecteur à la *Biographie niçoise*, par J.-B. Toselli.

Quoique de mœurs naturellement douces, les Niçois sont doués d'une grande impressionnabilité et très-enclins à la colère; ils sont gais, affables et aiment à rendre service. Leur sobriété est exemplaire : Aussi est-il extrêmement rare de voir des hommes ivres

---

(1) Alberti est l'auteur du meilleur Dictionnaire français et italien.

(2) Andrioli a écrit un bon poème épique en langue italienne intitulé : *Segurana*. Rancher a écrit des poésies dans l'idiome niçois.

(3) Brera était un des chefs de l'école ligurienne ; il existe de ce peintre deux magnifiques tableaux dans l'église de Cimiès.

(4) Catterina Segurana, chantée par Andrioli, est la Jeanne d'Arc de Nice ; elle délivra cette ville du siége des Gallo-Turcs, commandés par le duc d'Enghien et le corsaire Ariadan Barberousse, le 1er août 1543. C'est un fait d'armes mémorable qui a immortalisé le nom de cette héroïne sortie des rangs du peuple niçois.

dans les rues, comme cela s'observe si souvent dans les pays septentrionaux.

Somme toute, le peuple niçois a plus de qualités que de défauts, et c'est à tort qu'on entend sans cesse certains déclamateurs lui adresser des reproches sur son avidité, sur sa légèreté, etc. « Le peuple niçois a ses défauts, comme nous en avons tous ; il est indolent, il engage légèrement sa parole, il promet souvent plus qu'il ne peut tenir, mais il a des qualités de sociabilité très-précieuses et très-rares, des qualités qui manquent probablement à bon nombre de ses détracteurs. » (A. BURNEL, *Revue de Nice*, n° du 1er avril 1861.)

CHAPITRE V.

HYDROGRAPHIE.

> Tales sunt aquæ, qualis est terra per
> quam fluunt.   (PLINE.)

Parmi les eaux qui traversent du Nord au
Sud le territoire de Nice, les unes sont vi-
ves, les autres torrentielles. Les premières,
entraînées par une pente régulière sur un
sol tapissé de verdure, sont fournies par des
sources limpides et abondantes qui donnent
l'impulsion à des moulins à huile ou à blé ;
elles rafraîchissent, avant de se jeter dans la

mer, les terres avides d'humidité, au moyen
de canaux d'irrigation habilement distri-
bués. — Il ne sera point question des eaux
torrentielles, qui sont celles du Paillon, du
Magnan, du Var, etc., ni des eaux minérales des vallées des Alpes-Maritimes (1), car
je ne veux traiter ici que la question des eaux
potables, question de la plus haute importance et malheureusement trop négligée de
nos jours, au point que la plupart des grandes villes de l'Europe, sans en excepter Paris, manquent de bonnes eaux. Ce n'est pas
ainsi que faisaient les Romains ; tout ce qui
se rattachait à l'hygiène publique attirait fortement leur attention, et ils ne reculaient
devant aucun sacrifice pour approvisionner
les villes d'eaux abondantes et de bonne qualité. Les majestueuses ruines de leurs aque-
ducs en font foi.

Les eaux de Nice sont en général de
bonne qualité (2). Elles sont fournies par

_____

(1) Ces eaux sont peu connues et partant peu fré-
quentées. Il appartiendrait à la nouvelle administration de les signaler à l'attention publique et d'en faire
connaître les propriétés médicinales. Ce serait le
moyen de doter le pays d'une nouvelle source de
prospérité.

(2) Je dis en général, car il en est de fort mauvaises
que nous signalerons bientôt.

quatre sources principales et par des puits;
les sources sont celles d'*Acqua fresca*, de
Limpia, de *Saint-Sébastien* et du *Vallon
Obscur*.

Les quartiers situés sur la rive droite du
Paillon sont alimentés par la source appelée
Acqua fresca, située sur la place d'Armes;
elle ne vient nullement des entrailles gyp-
seuses de la colline de Cimiès, comme le prétend Richelmi, mais du terrain graveleux et
sablonneux du côté du Paillon; en effet, s'il
en était autrement, l'eau de la source serait
fortement séléniteuse, ce qui n'est pas,
comme le prouve l'analyse qui en a été faite,
d'après mes instances, par un habile et savant chimiste de Nice, le professeur Verani.
Voici la moyenne de quatre analyses, faites
en différentes saisons, des eaux de l'*Acqua
fresca* qui alimentent les fontaines du quartier Saint-Jean-Baptiste, du quai Masséna
et du Jardin Public.

	litr.
Oxygène, azote	0,019
Acide carbonique	0,012
	gramm.
Carbonate de chaux	0,084
Sulfate de chaux.	0,039
Chlorures de magnésium, de sodium et de calcium.	0,025
Silice, alumine	*traces.*
Total des principes salins	0,146

Comme on le voit, cette eau est bonne ;
elle ne contient que 0,059 de sulfate de
chaux, juste une quantité convenable pour
lui communiquer de la fraîcheur.

Les eaux qui viennent des entrailles de
la colline de Cimiès et qui alimentent les
puits voisins, sont fort mauvaises ; elles
sont, en effet, très-séléniteuses, comme le
prouvent les analyses que M. Verani a faites
des eaux d'un des puits du quartier de l'Empeirat et du puits de l'hôpital militaire à
Carabacel.

Un litre d'eau du premier puits contient :

	litr.
Air atmosphérique	0,018
Acide carbonique.	0,009

	gramm.
Carbonate de chaux	0,175
Carbonate de magnésie.	0,115
Sulfate de chaux.	0,955
Sulfate de magnésie	0,105
Chlorures de magnésium et de calcium. .	0,095
Silice, matières organiques	*traces.*
Total des principes salins. . . .	1,445

L'eau du puits de l'hôpital militaire contient par litre :

	litr.
Air atmosphérique	0,018
Acide carbonique	0,017

	gramm.
Carbonate de chaux.	0,150
Carbonate de magnésie.	0,040
Sulfate de chaux.	0,985
Sulfate de magnésie	0,095
Chlorures de magnésium et de calcium .	0,080
Silice , alumine, matières organiques . .	*traces.*
Total des matières salines	1,350

Ces eaux sont dures, très-séléniteuses ; elles contiennent beaucoup trop de principes salins et sont par conséquent impropres aux usages de la vie. Il serait à désirer , dans l'intérêt des habitants, que les propriétaires des maisons de ces quartiers se décidassent enfin à faire venir les eaux de la Compagnie qui sont excellentes.

Sur la rive gauche du Paillon est la *source de Saint-Sébastien* qui naît sous la maison Donaudi, à l'entrée de la place Napoléon; elle est très-abondante et alimente toutes les bornes - fontaines de l'ancienne ville ; elle devient trouble à la suite de grandes pluies, lorsque le Paillon charrie des eaux sédimenteuses, ce qui tient à la mauvaise canalisation de ses eaux. Aussi la composition de celles-ci diffère-t-elle suivant que le temps est sec ou très-pluvieux. En effet, M. Verani a trouvé qu'un litre de cette eau , après une grande sécheresse, contenait :

	litr.
Air atmosphérique	0,022
Acide carbonique	0,011
	gramm.
Carbonate de chaux	0,096
Carbonate de magnésie	0,096
Sulfate de chaux	0,018
Chlorure de magnésium	0,019
Chlorure de calcium	0,019
Chlorure de sodium	0,019
Silice, alumine	traces.
Total des principes fixes	0,135

Après une forte pluie la même eau contenait :

	litr.
Air atmosphérique	0,024
Acide carbonique	0,018
	gramm.
Carbonate de chaux	0,221
Carbonate de magnésie	0,221
Sulfate de chaux	0,021
Chlorure de magnésium	0,025
Chlorure de calcium	0,025
Chlorure de sodium	0,025
Silice, alumine, oxyde de fer	0,015
Matières organiques	traces assez sensibles
Total des principes fixes	0,278

Près de la source *Saint-Sébastien* il y a

une fontaine publique alimentée par les eaux du *Vallon Obscur*.

Le quartier du Port est alimenté par les sources de *Limpia*. Il y a au Port deux sortes d'eaux : celles qui coulent à la partie nord de son bassin, et celles qui sont versées en partie à la droite et tout à fait à son entrée, et en partie dans un bassin au pied de la maison de l'Horloge. Les premières sont bonnes, mais les secondes, qui proviennent toutes d'une même source, sont les meilleures. Suivant M. Camous, celles-ci sont vraiment des eaux de roche; elles surgissent au pied du col de Villefranche, et cette fontaine est connue sous le nom de Fontaine de la Ville.

M. Verani a fait l'analyse des trois sources principales qui sourdent du Môle Nord; elles sont d'une très-bonne qualité. Un litre de ces eaux contient :

	litr.
Air atmosphérique	0,051
Gaz acide carbonique.	0,020

	gramm.
Carbonate de chaux	0,082
Sulfate de chaux.	0,020
Chlorures de sodium et de magnésium. .	0,019
Total des principes salins . . .	0,121

Les eaux des puits des faubourgs de la
Croix-de-Marbre et de Saint-Pierre d'Arena,
car ces quartiers sont encore alimentés par
des puits, ont leur origine, suivant M. Camous, dans les eaux pluviales et les grandes sources qui surgissent au pied de la
montagne, à la partie nord de la plaine de
Saint-Barthélemy.

M. Verani a bien voulu analyser les eaux
de trois puits de la Croix-de-Marbre, qui ont
toutes à peu près la même composition chimique. Voici la moyenne de ces analyses :

	litr.
Oxygène, azote	0,017
Acide carbonique	0,009

	gramm.
Carbonate de chaux	0,129
Carbonate de magnésie	0,129
Sulfate de chaux	0,098
Sulfate de magnésium	0,098
Sulfate de sodium	0,098
Silcie, alumine et oxyde de fer	0,007
Matières organiques . . . . *traces sensibles.*	
Total des matières salines . . .	0,507

Il résulte donc de ces analyses que les
eaux de la Croix-de-Marbre sont médiocres,
et il serait par conséquent à désirer qu'on

fît venir dans ces faubourgs, habités particulièrement par les étrangers , les eaux du
Vallon Obscur, qui alimentent déjà quelques uns des nouveaux quartiers de la ville,
où elles montent jusqu'aux étages supérieurs
des maisons, comme à Rome et à Londres.
Ces mêmes eaux fournissent également
quelques villas de Carabacel; elles sont
d'une bonne qualité, comme il résulte de
la moyenne de six analyses faites en différentes saisons et sur diverses sources, par
M Verani. Sur un litre d'eau elles contiennent :

		litr.
Oxygène, azote	0,021
Acide carbonique	0,025
		gramm.
Carbonate de chaux	0,161
Sulfate de chaux	0,022
Chlorures de sodium et de magnésium .	0,030
Total des substances salines. .	0,213

Il y a , en outre , plusieurs grands puits
qui fournissent de l'eau à la ville. M. Verani a analysé l'eau de trois puits de l'intérieur, rue Sainte Réparate; elle lui a donné
en moyenne pour un litre :

	litr.
Air atmosphérique	0,025
Acide carbonique.	0,012

	gramm.
Carbonate de chaux	0,152
Sulfate de chaux	0,024
Chlorures de sodium et de magnésium. .	0,052
Total des principes fixes . . .	0,208

Cette eau est donc bonne, mais il y en a de meilleures; celle du puits Mascoinat, dans la rue Centrale, par exemple, est supérieure même à celle du Port et à celle du Vallon Obscur, qui sont assurément bonnes, comme il appert de leurs analyses. Un litre d'eau de ce puits contient, d'après M. Verani :

	litr.
Oxygène , azote	0,025
Acide carbonique.	0,012

	gramm.
Sulfate de chaux	0,020
Carbonate de chaux	0,080
Chlorures de sodium et de magnésium . .	0,018
Matières organiques	traces.
Total des substances salines. .	0,118

Telles sont les eaux potables de Nice; toutes, comme on le voit, contiennent une plus ou moins grande quantité de sulfate de chaux; elles sont d'autant meilleures qu'el-

5*

les contiennent moins de ce sel et d'autres
principes salins.

Quant au gaz acide carbonique, une partie s'y trouve à l'état gazeux et l'autre à celui de bicarbonate, ce qui est bon et utile;
car, sans lui, les carbonates ne seraient
plus solubles dans l'eau et, partant, celle-
ci manquerait de bonnes propriétés digestives.

M. Verani, comme il résulte de ses analyses, n'a point indiqué l'iode dans les
sources de Nice, et cependant ce principe
y existe en quantité fort appréciable, ainsi
que l'a constaté M. Chatin, dès l'année
1855 (1).

A quoi tient cette différence? Elle tient
sans doute à ce que M. Verani n'a point fixé
l'iode à l'aide de la potasse, avant de faire
évaporer les eaux. J'espère que M. Verani
voudra bien recommencer ses analyses des
eaux potables de Nice après avoir, au préa-
lable, pris la précaution que je viens d'indiquer. Nul, d'ailleurs à Nice, comme le
remarque M. Chatin, le goître existe chez
les populations qui habitent au-delà des premiers contreforts de la montagne.

---

(1) Les eaux de puits seules sont à peu près dé-
pourvues d'iode, suivant cet habile chimiste.

J'ai remarqué qu'à l'époque des grandes
pluies, l'eau des sources devient trouble et
est altérée par l'abondance des infiltrations,
qui lui communiquent un goût terreux ou
limoneux. Cela tient évidemment à une
mauvaise canalisation. Il est facile de re-
médier à cet inconvénient, et il importe
de le faire sans retard dans l'intérêt de la
salubrité publique.

CHAPITRE VI.

ACTION DU CLIMAT SUR L'ORGANISME.

> De tous les modificateurs dont l'homme puisse éprouver les effets, le climat est, sans contredit, de beaucoup le plus puissant.
> (ROCHOUX. — *Dict. de Méd.*, en 30 vol., art. *Acclimatement.*)

Cette action s'exerce principalement sur la peau dont elle augmente singulièrement les fonctions, circonstance d'autant plus importante à noter que les maladies chroniques ont souvent pour cause unique l'altération plus ou moins profonde des fonctions cutanées ; de là l'affaiblissement de l'action

expansive du système nerveux et de la circulation capillaire périphérique, la conges-
tion des viscères par des sucs mal élaborés,
la diminution des sécrétions tégumentai-
res, etc. Cette cause doit attirer d'une manière spéciale l'attention des praticiens, car
elle fournit des indications thérapeutiques
précises.

Or, si on veut ramener l'ordre dans
l'économie, si on veut rétablir dans leur
type régulier les fonctions cutanées perver-
ties et rendre aux organes leur jeu régulier,
c'est à la peau qu'il faut s'adresser; il faut
solliciter ses fonctions allanguies, activer
sa circulation capillaire, régulariser son in-
nervation, exagérer parfois sa faculté pers-
piratoire, et on obtiendra de la sorte des gué-
risons souvent inespérées. Il est évident que
le froid humide des contrées septentrionales ne saurait atteindre ce but, qu'il aggra-
verait, au contraire, l'état des malades (1);

---

(1) Dans les climats froids et humides la transpiration est singulièrement affaiblie; dans ces contrées,
par conséquent, la nature, pour se débarrasser des
principes désormais inutiles de l'organisme, porte
tout ce travail sur les reins, les intestins et les pou-
mons dont l'activité se trouve de la sorte considérablement augmentée. L'activité de l'appareil rénal,

c'est donc aux climats chauds et secs à la
fois qu'il faut avoir recours dans un grand
nombre de maladies chroniques, et le climat
de Nice ne laisse vraiment rien à désirer
sous ce rapport. Sous son influence, la vie
périphérique reçoit une impulsion inaccou-
tumée et les viscères se trouvent ainsi dé-
gagés. Dès lors, les maladies provenant de
répercussions internes opérées sur les viscères par l'action d'un milieu froid et humide, doivent être fort rares à Nice. Les affections calculeuses, par exemple, y sont
inconnues ; l'apoplexie y doit être également
très-rare, car suivant Hippocrate, Lancisi,
Baglivi, Hoffmann, M. Beau, etc.; elle reconnaît souvent pour cause le froid et, partant, elle doit figurer au nombre des maladies d'hiver.

Le climat de Nice agit, jusqu'à un certain point à l'instar de l'hydrothérapie,
seulement son action est plus lente, il est

chez les habitants des climats tempérés, est la cause,
suivant M. Naudot, à laquelle doit être attribuée la
fréquence des maladies calculeuses en Hollande, en
Angleterre et en France, tandis qu'elles sont très-
rares dans les climats plus méridionaux, et inconnues
à Nice, où la transpiration cutanée est en raison inverse de la sécrétion rénale.

vrai, que celle qui est produite par l'application de l'eau froide, mais elle agit d'une manière permanente. Dans l'hydrothérapie l'action a lieu par un choc en retour, c'est-à-dire à l'aide de la réaction; par le fait du climat, il n'y a pas de réaction, l'action a lieu directement, sans secousse; mais, en fin de compte, le résultat est le même dans l'un et l'autre cas. Chez les malades profondément débilités, chez les enfants chétifs et les vieillards décrépits qui ont besoin d'une chaleur extérieure naturelle ou artificielle pour conserver leur température propre, le climat de Nice est excellent, tandis que l'hydrothérapie pourrait leur être nuisible par le défaut d'une réaction suffisante.

Tels sont les caractères généraux du climat de Nice.

Mais avant d'aller plus loin il importe, à l'exemple de notre savant ami, le docteur N. Guéneau de Mussy, de partager les climats d'hiver en deux groupes bien distincts à chacun desquels correspond une classe également bien tranchée de malades.

Dans le premier groupe nous rangeons les climats tempérés où l'air est, dans une certaine mesure, mou et humide; ce sont les *climats sédatifs*, si je puis m'exprimer ainsi : Pau, Madère, Venise, Pise, Rome, etc., font partie de ce premier groupe. Le séjour de ces villes convient particulièrement aux malades affectés de phthisie active , de bronchite sèche avec susceptibilité des voies aériennes, d'asthme sec , ainsi qu'aux personnes douées d'un tempérament éminemment nerveux et très-irritables. Il serait, par contre, nuisible aux malades affectés de phthisie passive ou de bronchite humide et d'asthme catarrhal.

Le second groupe comprend les diverses stations du littoral de la Méditerranée, telles qu'Hyères , Cannes , Nice , Menton, San-Remo, Naples, Palerme, Alger, etc. L'air de ces villes est sec, vif, tonique et stimulant. Il convient d'une manière spéciale aux malades débilités ayant des sécrétions et des exhalations profuses, à la phthisie passive, aux épanchements pleurétiques , aux catarrhes humides des scrofuleux surtout et des vieillards, aux sujets atteints de spleen ou d'hypocondrie (1), et il pourrait, par contre, être funeste aux individus doués d'une grande susceptibilité nerveuse et d'une activité exagérée des fonctions.

---

(1) En outre des conditions climatériques, la beauté du ciel, la grâce de la campagne et la variété des sites agissent puissamment sur le physique en même temps que sur le moral des hypocondriaques et des mélancoliques.

Cette distinction est de la plus haute im
portance, puisqu'il s'agit de la vie ou de la
mort des malades. On conçoit, jusqu'à un
certain point, qu'à l'époque où la phthisie
était regardée comme incurable, les médecins se souciassent peu de faire un choix
judicieux du climat, mais aujourd'hui que
la curabilité de cette terrible maladie est
constatée et admise par la plupart des praticiens, on ne serait plus excusable de né-
gliger l'étude comparée des différentes sta-
tations hivernales.

A ces deux groupes, M. le docteur Bonnet
de Malherbe, qui exerce avec distinction à
Menton, en ajoute un troisième intermé-
diaire aux deux premiers et qui semble, par
conséquent, répondre au plus grand nombre des indications. Madère, Menton et Alger
constituent, suivant lui, ce troisième groupe;
à ces trois villes on doit, à mon avis, ajouter
Nice; nous allons en donner les raisons.

Dans la disposition du sol des environs
de Nice, comme le dit avec une grande jus-
tesse M. le docteur Camous, on trouve des
localités presque spécifiques pour beaucoup
de conditions morbides bien différentes les
unes des autres. Il y a, en effet, dans la campagne environnante des régions qui sont
sèches et d'autres humides, de sorte que les
caractères généraux du climat se trouvent

6

singulièrement modifiés dans leurs effets suivant les différentes localités de la ville et de ses environs. C'est ainsi, par exemple, que telle région, tel quartier, telle villa qui conviennent à une maladie seraient nuisibles à une autre. On conçoit, dès lors, l'importance qu'il y a à bien connaître la topographie médicale des différents quartiers de la ville et de la campagne environnante, si on ne veut pas s'exposer à de fréquents mécomptes. Les malades qni se rendent à Nice pour y rétablir leur santé manquent quelquefois leur but, dit Bichelmi, non par défaut de salubrité du climat, mais parce qu'ils s'y installent au hasard et sans discernement.

Nous allons étudier cette question avec tout le soin qu'elle mérite.

CHAPITRE VII.

TOPOGRAPHIE MÉDICALE DE LA VILLE.

..... C'est là, dans les fleurs et la lumière blonde,
Que Nice épanouie éclot aux bords de l'onde,
Nice, jardin d'Europe, asile hospitalier,
Des reines et des rois rendez-vous familier.

(G. ANSON. — *Garibaldi*, poème historique.)

Nice est assise aux bords d'une plage qui
se déploie en forme de conque marine; autour de la ville, la plaine en s'arrondissant
en un vaste cirque, se relève en molles on-
dulations et en gracieuses collines vers la
base des Alpes-Maritimes. Celles-ci étagent,

l'un au dessus de l'autre, leurs immenses
gradins diversement nuancés par la végétation qui les recouvre et par l'azur trans-
parent de l'air qui s'épaissit autour des
hautes cimes au milieu desquelles s'élève,
comme un géant, le Monte Calvo.

L'ensemble du paysage enfermé dans cette
enceinte est d'une harmonie indescriptible;
tout est rhythmique dans cette contrée limi-
tée vers le continent, mais ouverte du côté
de l'infini des eaux; tout semble avoir suivi
la même loi d'ondulation depuis les hautes
montagnes aux cimes arrondies jusqu'aux
lignes d'écume faiblement tracées sur le
sable.

Située à 43° 4' 17" de latitude septen-
trionale et à 4° 56' 22" de longitude orientale du méridien de Paris, Nice doit son
heureux climat à sa situation topographique, et cela est si vrai qu'à peu de distance
de la terre des orangers et des citronniers,
à Beuil, par exemple, le froid est extrême;
au mois de novembre il y tombe déjà de la
neige, les arbres fruitiers n'y viennent pas
et la chaleur s'y fait sentir à peine deux
mois de l'année. Tel est l'effet de l'interpo·
sition des montagnes et de la nature des
vents qu'on peut rencontrer une région très-
froide dans une contrée qui devrait être
chaude par sa latitude.

Défendue contre les vents qui soufflent
depuis l'Orient jusqu'à l'Occident, en y com-
prenant les points intermédiaires, par une
triple ceinture de montagnes en ellipse et
contre le Mistral par l'Esterel et le Chayron,
enserrée de plus près par des collines cou-
vertes d'oliviers qui concentrent sur le bassin où la ville est assise les rayons d'un
soleil presque toujours splendide, la température y est douce et tempérée, le ciel presque toujours serein et le printemps perpétuel.

Nicœa est Natale solum, clementia cœli
Mitis, ubi est riguæ larga indulgentia terræ,
Ver longum, brumæque breves, juga frondea subsunt.

(AUSONIUS.)

Risso avait donc raison de dire que Nice
est la ville la plus abritée de toutes celles
qui bordent au Nord la Méditerranée. Elle
est, en effet, bornée à l'Est et à l'Ouest par de
longues collines qui vont par échelons s'a-
dosser vers le Nord à de hautes montagnes
dominées elles-mêmes par un double rang
de monts plus élevés. C'est, comme on le
voit, une position presque unique en Europe, une véritable serre-chaude, suivant
l'expression de M. Roubaudi.

Les quartiers situés sur les bords de
la mer sont exposés au Midi et reçoivent
directement le vent du Sud ; ils sont très-
recherchés par les étrangers ; ce sont la
Promenade des Anglais qui s'étend depuis
l'embouchure du Magnan jusqu'à celle du
Paillon, le *Boulevard du Midi*, la *Terrasse*,
les *Ponchettes* et le *Lazaret* ; ils reçoivent
le soleil depuis son lever jusqu'à son coucher, de sorte que la température y est toujours très-élevée. Les Ponchettes, particulièrement, sont de quelques degrés plus
chaudes que les autres quartiers, parce
qu'elles sont abritées complètement des vents
du Nord et de l'Est. Le quartier de Limpia,
ou du Port, reçoit l'influence directe des
vents siroccaux, et, par conséquent, il offre
d'excellentes conditions hygiéniques. Ce
quartier n'est cependant pas habité par les
étrangers. Le Lazaret, au-delà du Port, est
aussi très-chaud et très-salubre ; il est à
l'abri des vents d'Est et du Nord-Est, les
plus fréquents sur nos rivages.

Du Lazaret on jouit, en outre, d'admirables points de vue. Du perron de la magnifique villa Saint-Aignan, par exemple, le
golfe de Nice ressemble à un vrai lac, borné
au Nord par la plage, le rocher du vieux
château et les Alpes, à l'Ouest par la côte
d'Antibes et les montagnes de l'Esterel et au

Sud par les arbres du jardin qui interceptent
la vue du côté de la haute mer. C'est un
des plus beaux panoramas qu'il soit donné
de contempler.

Toutes ces expositions au midi en face
de la mer reçoivent, en outre, les émanations marines que leur apportent les brises
méridionales, et, lorsque le vent souffle
avec force, les vagues qui viennent se briser
contre le rivage projettent dans l'air une
poussière humide qui s'étend à une grande
distance des côtes.

D'après tout ce qu'il a été dit sur l'utilité
de la salure de l'air de la mer dans la phthisie, on conçoit que toutes ces parties de la
ville conviennent particulièrement aux malades atteints de cette affection. Hippocrate,
en effet, regardait déjà comme salutaire aux
poitrines faibles la respiration de l'air chargé
de particules salines, et Gilchrist affirme
que l'atmosphère marine renferme tous les
médicaments propres à la consomption;
et cela est si vrai que les marins et les ou-
vriers qui travaillent aux salines et aux
marais salants ne contractent presque jamais cette maladie.

Aussi Richelmi faisait-il placer avec le
meilleur succès les individus atteints de
phthisie (passive sans doute) au Lazaret,
sur la Terrasse et aux Ponchettes, lieux de

Nice les plus près de la mer et les plus exposés à ses émanations. C'est donc à tort que quelques médecins recommandent indistinctement à tous les phthisiques de s'éloigner de la mer et d'aller se fixer à Carabacel ou à Cimiès. Ces endroits sont, il est vrai, mieux abrités des vents, mais cet avantage ne compense pas, pour certains malades, la privation de l'air marin et on peut, du reste, se le procurer aisément sur la plage en s'enfermant dans les appartements pendant que le vent souffle avec violence. On ne saurait donc trop recommander aux malades languissants, d'un tempérament mou et lymphatique, ayant des sécrétions et des exhalations profuses de se rapprocher le plus possible de la mer. Les sujets, par contre, doués d'un tempérament très-nerveux et très-irritables, offrant des symptômes d'acuité ou un état fébrile, ayant de la tendance à cracher le sang, doivent s'en éloigner et choisir des quartiers où l'air est plus mou, plus humide, plus sédatif.

Le séjour du littoral ne convient pas seulement aux malades atteints de phthisie passive, mais encore à ceux qui sont affectés de bronchite humide et d'asthme catarrhal, d'épanchements pleurétiques, de scrofule, de rachitisme, de chlorose, de chloro-anémie

et d'affections des voies digestives avec ato-
nie générale.

La ligne des maisons situées sur la rive
droite du Paillon, depuis l'église de Saint-
Jean-Baptiste jusqu'au Jardin Public, est
également exposée au Midi et assez abritée
des vents par son obliquité avec la direction
du lit du fleuve. Les malades dont il vient
d'être question peuvent s'y loger avec avantage. Sur le quai Masséna on trouve de très-
beaux appartements; mais il n'en est pas de
même du quai qui s'étend depuis l'hôtel
Chauvain jusqu'à l'église du Vœu. Ici on ne
voit, à quelques exceptions près, que des
maisons délabrées ou d'une petite apparence que la nouvelle administration se propose de remplacer incessamment par de
beaux édifices auxquels nous prédisons un
succès éclatant, car, la position étant bonne,
ils seront certainement recherchés par les
étrangers.

Derrière les Ponchettes et le Boulevard
du Midi sont, sur la rive gauche du Paillon,
le Cours, la rue Saint-François-de-Paule, la
place Saint-Dominique, la rue du Pont-Neuf,
la rue du Gouvernement, etc., que les malades dont nous venons de parler peuvent ha-
biter, car ce sont des quartiers sains et bien
exposés ; seulement il est bon de remarquer
qu'en dehors du littoral et des quais situés sur

la rive droite du Paillon, les maisons de la
ville, quoique exposées au Midi, ne recoivent
pas le soleil depuis son lever jusqu'à son
coucher, attendu que les maisons d'en face,
surtout lorsqu'elles sont très-élevées, leur
dérobent sa lumière pendant une bonne partie de la journée. Il convient aussi de faire
observer que les maisons de l'intérieur de la
ville ne sont pas aussi bien exposées que
celles du littoral aux émanations de la mer et
que par conséquent elles conviennent à une
certaine classe peu déterminée de malades,
aux sujets, par exemple, un peu irritables, à
toux plutôt sèche qu'humide, ayant quelque
tendance à cracher le sang.

Le Théâtre Italien, le Cabinet d'Histoire
Naturelle, la Bibliothèque Publique, le Cercle
Philharmonique et le bel établissement litté-
raire de M. Visconti sont situés dans ce
quartier.

Derrière la rue du Gouvernement, commence la vieille ville qui est resserrée entre
le promontoire rocheux qui domine tout
l'amphithéâtre de Nice et les rives du Paillon ; elle est très-bien préservée de l'humidité par la pente du sol où elle est bâtie.
Son rocher et la côte de Villefranche la protégent contre les vents qui pourraient le
plus en changer la température ; mais ses
rues sont si étroites et si tortueuses, ses

maisons si élevées, que l'air y circule avec
peine et que la lumière du soleil n'y pénètre
presque jamais : aussi la scrofule y fait-elle
des ravages. Il serait à désirer qu'on ou-
vrît des voies nouvelles au milieu de cet
écheveau de rues et de ruelles très-difficile
à débrouiller. Ce serait le moyen d'éteindre
les foyers d'infection autour desquels vé-
gète une population hâve et chétive qu'on
est étonné de trouver sous un si beau climat.

Avant de quitter la rive droite du Paillon,
disons quelques mots de la partie Nord de
la ville; elle est peu recherchée par les mala-
.des. Cependant la place Napoléon est bien
située, et malgré ses nombreuses avenues
qui y entretiennent des courants d'air, les
façades exposées au Midi sont chaudes et
peuvent très-bien convenir à certains malades. Son sol est sec, son atmosphère pure,
et sa distance de la mer jointe à la position
du rocher du château qui l'en sépare, la
rend moins sujette aux impressions des vents
du Sud. (Camous.)

La partie supérieure de la rue Segurana
pourrait être également habitée avec avantage : mais il n'en est pas de même de la
rue Victor (route de Turin), car elle est exposée aux rafales du Nord-Ouest qui descendent parfois pendant l'hiver le lit du
Paillon. À sa droite est la route de Gênes.

Les rares villas situées dans ces parages sont
bien exposées; elles sont protégées contre
les vents du Nord-Est et de l'Est les plus
fréquents à Nice, par le mont Gros; l'air y
est un peu mou, un peu humide et convient particulièrement aux affections de poitrine avec tendance à des symptômes in-
flammatoires et aux hémoptysies.

Le quartier de Riquiés ou de Saint-Roch,
à l'Est de la place Napoléon, est froid et humide vers la partie qui se rapproche du
pied du mont Alban et est inhabitable pour
des malades : l'autre partie qui se trouve à
l'entrée du chemin de Villefranche offre,
suivant M. Camous, des avantages particu-
liers, abritée comme elle l'est par le château
et par le mont Alban des vents d'Est et d'Ouest.

Derrière les villas qui donnent sur la promenade des Anglais sont les faubourgs de
Saint-Pierre-d'Arena et de la Croix-de-Marbre, situés également au Midi et habités particulièrement par la colonie étrangère. Ces
quartiers sont un peu humides, puisque
l'eau s'y trouve presque au niveau de la
terre, au point d'être obligé de bâtir sur pi-
lotis, comme à Riquiés ; mais il est vrai de
dire que l'humidité y est tempérée par la double exposition du Midi et du Nord et par la
facilité avec laquelle l'air circule dans les
maisons et dans les rues.

Derrière le quai Masséna sont la rue de
même nom et le nouveau quartier de Long-
champ qui se trouvent à peu près dans les
mêmes conditions que les faubourgs de la
Croix-de-Marbre et de Saint-Pierre-d'Arena.

Le séjour de tous ces quartiers convient
mieux que celui du littoral aux malades irritables, car l'air de la mer y arrive déjà un
peu affaibli, et partant moins vif et moins
stimulant.

Telle est la topographie de la ville proprement dite. Il nous reste maintenant à décrire la riante campagne qui se déploie de
l'Est à l'Ouest sous la forme d'un segment
de cercle jusqu'au pied des collines qui entourent le bassin niçois. Vue du haut du
promontoire où était jadis le château-fort,
elle forme véritablement un des plus admirables panoramas qu'il soit donné à l'homme
de contempler.

« Une plaine très-étendue, dit un enfant
du pays, ouverte au Midi du côté de la mer,
bornée au Septentrion, à l'Orient et à l'Occident par des escarpements sourcilleux, se
dessine pittoresquement comme un cirque
immense, dont la plaine forme l'arène, dont
les montagnes, étagées et disposées en amphithéâtre, semblent former les gradins.

« Des jardins qui étalent sur cette plaine
diaprée tout le luxe de leur végétation; une

multitude de maisons, nuancées de diverses
couleurs, et bâties au loin dans les campagnes; des châteaux, des abbayes, pittoresquement jetés dans les plus belles expositions; puis des coteaux en terrasses, sur
lesquels la nature sème à pleines mains ses
trésors, ses plantes, ses arbustes, ses fleurs,
ses arbres à la vigueur puissante et aux formes grandioses; enfin, comme pour enca-
drer ce magique tableau, les frimas, senti-
nelles reculées, presque toujours amoncelés
sur les derniers points culminants des montagnes qui entourent le bassin, tandis qu'un
printemps perpétuel, un luxe agricole qui
se renouvelle sans cesse, règnent à leur base
et dans leurs flancs; voilà Nice et ses alen-
tours délicieux, tels qu'ils s'offrent pour
la première fois à l'œil étonné du voyageur !
voilà ce coin de terre privilégié qu'on ne
trouve pas ailleurs, et qui a mérité une cé-
lébrité européenne par sa position admirable,
son climat si doux et son ciel si pur ! (1) »

Dans la campagne de Nice l'air est bien
moins excitant que sur le littoral, il est
plus mou, plus humide, plus sédatif, et partant il convient particulièrement aux malades affectés de phthisie active, de bronchite

_____

(1) Roubaudi. — *Nice et ses environs.*

sèche, d'asthme nerveux, de névropathie.
Le séjour de la campagne de Nice peut jusqu'à un certain point remplacer pour les
malades doués d'une grande susceptibilité
nerveuse et affectés de phthisie active, celui
de Pau, de Pise ou de Madère. Je dis jusqu'à
un certain point, car il n'est point de station sur le littoral de la Méditerranée qui
puisse rivaliser, pour les malades atteints
de la forme tuberculeuse dont il est question, avec les villes que je viens de citer;
aussi lorsque la chose est possible, les médecins feront-ils sagement d'y diriger de
préférence ces sortes de malades. Cependant, si c'est à Nice qu'on les envoie, c'est
dans la campagne environnante qu'il faudra
absolument les caser, sous peine de hâter le
progrès de leur maladie.

Toutes les régions de la campagne de
Nice ne sont pas également bien situées. Il
y en a qui sont plus chaudes et mieux abritées que d'autres contre certains vents.
Nous allons les décrire avec soin et nous
tâcherons de faire ressortir les avantages et
les inconvénients de chacune d'elles.

Dans la région située à l'Est de Nice sont
le Lazaret et Riquiès, le premier au pied
du mont Boron et le second au pied du mont
Alban. Il en a déjà été question et par conséquent nous n'en parlerons plus.

Au pied du mont Vinaigrier et du mont
Gros, au Nord-Nord-Est, se trouvent Saint-
Roch, Roccabigliera et la Remise ; à l'ex-
ception de cette dernière et d'une partie de
Roccabigliera, ce sont des parages humides
et peu recherchés des étrangers.

Au Nord-Est, au-delà du vallon du torrent
Paillou, est la colline de Cimiès dont la base
comprend les campagnes de Carabacel ; elle
forme des plis de terrain qui, pendant l'hiver, constituent de véritables serres chaudes
très-favorables à un grand nombre de malades, elles reçoivent directement le Sud et
sont protégées contre les vents du Nord,
Nord-Est et Nord-Ouest ; la température y
est chaude et égale, l'air de la mer y arrive
déjà affaibli, et partant moins vif et moins
stimulant ; l'atmosphère y est imprégnée
d'un degré d'humidité convenable et la végétation y pousse, même dans le cœur de
l'hiver, avec une vigueur extraordinaire.
C'est un séjour unique et sans rival sur le
littoral de la Méditerranée ; il convient particulièrement aux malades affectés de rhu-
matisme chronique, de névralgies, de névropathie, de paralysies nerveuses, aux
convalescents de maladies graves et aux
sujets atteints de pleurésie chronique avec
épanchement, de bronchite sèche avec susceptibilité des voies aériennes, d'asthme sec

et surtout de phthisie avec des symptômes d'acuité (phthisie active).

A Carabacel on rencontre à chaque pas de magnifiques villas entourées de beaux jardins toujours fleuris, où règnent le luxe et le confort.

Heureux séjour digne vraiment de la réputation dont il jouit. Mais, hélas! comme toutes choses ici-bas, il offre son revers, il manque de bonnes eaux. C'est là un inconvénient grave qu'il importe de faire disparaître sans retard en y faisant arriver les eaux de la Compagnie qui sont d'une très-bonne qualité.

Au Nord se trouvent le Ray et Saint-Barthélemy, qui sont à très-peu de choses près dans les mêmes conditions que Carabacel et Cimiès et qui conviennent par conséquent aux mêmes malades.

Les villas étagées sur la pente de ces coteaux sont très-heureusement situées, elles reçoivent le vent du Sud et sont complètement abritées des vents du Nord et de l'Est par les montagnes qui s'élèvent derrière elles en forme d'amphithéâtre. Le Mistral, qui est, du reste, rare à Nice, arrive dans ces parages considérablement affaibli d'abord par les montagnes de l'Esterel et ensuite par les collines de Bellet et de Pessicart.

6*

C'est au Ray qu'est la superbe villa de
M. le comte de Pierlas, dont les serres et
l'*acquarium* destiné à entretenir la *victoria
regia* méritent de fixer l'attention de tous
les amateurs. Dans les beaux jardins de
cette villa on remarque une riche collection
d'arbres et d'arbustes de toutes les parties
du monde, qui y prospèrent en plein air.
Les malades qui ont besoin de calme et de
repos ne sauraient trouver un endroit plus
propice. C'est un séjour vraiment enchanteur.

Non loin de la villa Pierlas, sur un coteau
isolé, dans le quartier de Saint-Barthélemy,
s'élève la villa Arson remarquable par sa
position.

De ses beaux jardins en terrasse l'œil em-
brasse le magnifique panorama du bassin
niçois et de la mer. C'est un des plus salu-
bres et des plus délicieux séjours qu'on
puisse trouver dans la campagne de Nice.

Dans le même quartier se trouve la villa
Cessoles renommée par ses eaux jaillis-
santes.

Au Nord-Ouest sont situés les quartiers
de Saint-Etienne et de Saint-Philippe proté-
gés contre les vents du Nord et du Nord-
Ouest, mais exposés à ceux d'Est et de
Nord-Est, assez fréquents à Nice.

Au pied du coteau on remarque la villa
Bermond qui est presque toujours habitée,

pendant l'hiver, par des familles princières;
ses vastes jardins, moitié en plaine, moitié
en terrasse, en font un charmant séjour.

Près la villa Bermond est la campagne
habitée par Alphonse Karr, le spirituel et
satirique écrivain qui sous une forme légère
a su cacher une profonde philosophie : avec
les lettres il y cultive les légumes et les
fleurs , et un des plus piquants attraits de
Nice pour les étrangers est d'aller acheter à
la boutique du *jardinier - littérateur* des
fleurs et des fruits.

Dans la même exposition sont les Bau-
mettes, et, au-delà du vallon de Magnan ,
Sainte-Hélène ; ces quartiers sont très-bien
abrités du Nord-Ouest , mais très-exposés
aux vents d'Est et du Nord-Est. Les maisons de campagne situées dans ces parages
peuvent être habitées par les personnes qui
n'ont à redouter ni ces vents, les plus fréquents à Nice, ni le voisinage de la mer.

C'est à Sainte-Hélène qu'est la villa Gas-
taud renommée par ses jardins et ses par-
terres entretenus avec un soin extrême ; elle
est remarquable par la variété de ses sites,
la beauté de ses serres et surtout par ses
allées ombreuses.

Près de Ste-Hélène, sur la route du Var,
est le petit hameau de Carras, où est située
la belle pépinière de M. Saint-Aubin ; c'est

le spécimen le plus remarquable de l'horti-
culture et de l'arboriculture niçoises. Là, les
arbres fruitiers des plus belles espèces ont
été amenés, par une taille habile et raison-
née, à des formes agréables et à une fructi-
fication merveilleuse. Ses artichauts, ses as
perges, ses fraises sont très-renommés.

La plaine qui s'étend du pied des coteaux
que nous venons de décrire jusqu'à la mer
se trouve, par rapport aux vents, dans les
mêmes conditions à peu près que ces mêmes
coteaux.

A la base de Cimiès et de Carabacel se
déploient les campagnes de l'Empeirat, de
Camplong, de la Buffa et de Saint-Etienne,
qui sont dans de bonnes conditions; l'air y
est plus mou et plus humide qu'à Carabacel
et à Cimiès. On y voit une quantité innom-
brable de villas entourées de jardins, dont
plusieurs remarquables par leur belle apparence et le confortable qu'on y trouve. Elles
peuvent être habitées avec avantage, comme
il a déjà été dit, par les malades doués d'une
grande susceptibilité nerveuse ou affectés de
phthisie active, de nevropathie, de rhuma-
tisme nerveux, d'asthme sec, de bronchite
sèche, etc.

Dans les environs immédiats de Nice on
trouve Villefranche, petite ville située dans
une très-saine et très-belle position.

Villefranche est renommée par son climat, la température y est plus douce qu'à
Nice, l'air y est très-pur et très-salubre; le
chevalier docteur Montolivo, qui exerce dans
cette ville, m'a assuré que les habitants y
parviennent à un âge très-avancé et qu'on
y compte actuellement beaucoup d'octogé-
naires jouissant de toutes leurs facultés.

Bâtie en amphithéâtre à l'Ouest de sa
magnifique rade, elle est protégée contre les
vents du Nord et du Couchant par le mont
Gros et le mont Alban. Son terroir se ressent
de sa position, les citronniers y donnent des
récoltes plus hâtives que dans le bassin de
Nice; l'olivier y acquiert une beauté peu
commune; les végétaux du Midi y prospèrent; on pense même qu'il y viendrait des
ananas si on prenait la peine d'en cultiver.

Tout près de Villefranche, au delà de sa
rade, dans l'isthme de Saint Jean, sont Saint-
Hospice, Beaulieu, Saint-Jean et la Petite-
Afrique, et plus loin, sur la célèbre route de
la Corniche, la campagne d'Eza dont les
conditions climatériques peuvent soutenir
avec avantage la comparaison avec les
meilleures stations du littoral de la Méditerranée.

D'après la description que nous venons
de tracer de Nice et de ses environs, on
voit que la nature a prodigué ses dons dans

cette heureuse contrée. En est-il de même
de l'art? Hélas! non. Les hommes ont
peu fait pour rendre la ville attrayante et
agréable aux étrangers qui, chaque hiver,
viennent se réchauffer à son soleil et lui
demander un soulagement à leurs maux.

Nice, c'est à regret que nous l'avouons, sous
le rapport de la voirie publique, laisse beaucoup à désirer ; elle est très-malpropre, les
rues, les impasses, les basses-cours, etc.,
sont remplies d'immondices, et jusque dans
les quartiers habités plus particulièrement
par les étrangers, on voit des fossés où sta-
gne une eau corrompue et croupissante, des
égouts à ciel ouvert qui infectent l'air qu'on
respire. — La poussière, on le sait, est le
fléau de Nice ; en pénétrant dans les voies
respiratoires, elle les irrite d'une manière
fâcheuse et ne peut qu'aggraver l'état des
malades atteints de maladies de poitrine. Et
bien! les rues et les promenades ne sont
point arrosées ou le sont d'une manière insuffisante. Aussi le vent y soulève-t il des
flots de poussière qui font le désespoir des
promeneurs.

Le système pratiqué pour la vidange des
latrines est on ne peut plus insalubre. Toutes
les fois qu'on pratique cette opération, et
elle se renouvelle très-souvent, les appartements se remplissent des émanations du

gaz hydrogène sulfuré qui incommodent fortement les habitants.

Il n'y a point de belles promenades à Nice; le Jardin Public est trop petit; la Promenade des Anglais est trop étroite et, n'étant point bordée de trottoirs, elle n'offre aucune sécurité aux piétons contre les chevaux et les voitures qui y circulent en grand nombre pendant certaines heures de la journée. Et cependant on pourrait en faire une des plus belles promenades du monde; sa situation sur les bords de la mer est vraiment ravissante; celle de Chiaja, à Naples, n'est pas plus heureusement située. On n'aurait qu'à l'élargir de quelques mètres, de la flanquer de larges trottoirs, d'y planter une rangée d'arbres au feuillage toujours vert pour nous abriter d'un soleil qui, par un heureux privilége, est souvent trop ardent dans le cœur même de l'hiver, et dès lors elle pourrait rivaliser avec la célèbre promenade napolitaine (1).

---

(1) C'est avec plaisir que j'apprends que les travaux d'élargissement de la Promenade des Anglais ainsi que ceux de la construction de ponts sur le Paillon et la rectification du quai Saint-Jean-Baptiste vont commencer incessamment.

En signalant à l'autorité compétente toutes ces habitudes de malpropreté et toutes ces causes d'insalubrité, nous sommes persuadé qu'elle y mettra un terme. Les travaux déjà décrétés nous sont un sûr garant que tous nos vœux seront exaucés.

144

CHAPITRE VIII.

CONSEILS HYGIÉNIQUES ET MÉDICAUX.

> Il n'y a que deux choses qui devraient
> principalement nous occuper ici-bas : la
> vertu et la santé.   (LEIBNITZ.)

Maintenant que nous avons, suivant les
vœux d'Hippocrate, une connaissance approfondie des *airs*, des *eaux* et des *lieux*,
il est temps de donner des conseils aux malades qui viennent passer l'hiver à Nice, afin
de les aider à tirer de leur séjour dans cette
ville tous les bienfaits qu'ils ont le droit
d'en espérer.

7

Ainsi qu'il a été démontré, le climat de Nice est excellent, mais il offre des incon-vénients qu'il faut savoir éviter.

Et d'abord les malades ne doivent pas venir dans cette ville pour s'y livrer à toutes sortes de plaisirs, faire de la nuit le jour et du jour la nuit, comme cela arrive trop sou-vent : les amusements et les distractions sont certainement utiles, mais on doit les prendre avec modération; les malades ont besoin avant tout de calme et de repos. Une fois donc instal-lés d'une manière convenable et appropriée à la nature de leurs maladies, ils doivent prendre conseil d'un homme de l'art de la localité, et ne pas se traiter eux-mêmes d'après les ordonnances qu'ils apportent avec eux, car, comme l'observe Richelmi, le nouveau climat qu'ils habitent actuelle-ment ne ressemble nullement à celui qu'ils ont quitté. Il importe d'avoir sans cesse à l'esprit que l'action des médicaments est modifiée par les climats, et que leur dose doit être proportionnée à la nature de ces mêmes climats; elle sera, par exemple, moins élevée à Nice qu'à Londres ou à Saint-Pétersbourg. Mais parlons du *régime* et de l'*exercice*.

Le régime et la gymnastique furent chez les anciens, et particulièrement chez les Grecs et les Romains, les premiers éléments

de leur puissance et de leur grandeur. A
Sparte ils étaient réglementés par les lois et
formaient, en quelque sorte, la base de l'é-
ducation et de l'hygiène publiques. L'Ecole
de Salerne les eut en grand honneur et les
considérait avec raison comme indispensa-
bles à l'entretien de la santé et à la cure des
maladies, car, comme le dit M. Trousseau,
l'exercice est, avec le régime, le plus puis-
sant moyen de maintenir en bon état les
fonctions excrémentielles.

RÉGIME.

Grâce aux travaux dont les chimistes ont
enrichi dans ces derniers temps le domaine
de la physiologie, les phénomènes de l'assimilation nous sont mieux connus, et par
conséquent nous pouvons choisir avec connaissance de cause les aliments les plus
propres à modifier, à notre gré, l'organisme
soit de l'homme, soit des animaux.

Tout le monde connaît les merveilles
créées en Angleterre, à l'aide du régime,
sur les races des animaux domestiques.
C'est au régime, combiné avec la sélection
et les copulations consanguines, que la

Grande-Bretagne doit sa supériorité sur les autres nations dans l'élève des bestiaux.

Le régime, transporté des animaux chez l'homme, a produit, en Angleterre, des prodiges non moins remarquables. On a à volonté augmenté sa force musculaire, diminué son embonpoint ou développé spécialement un seul organe. C'est ainsi qu'on a créé de toute pièce par l'*entraînement* et la *condition*, c'est-à-dire par le régime et l'exercice, les boxeurs, les coureurs et les jockeys (1). Le régime exerce donc une puissante influence sur l'économie. Dans les pays chauds, la sobriété est indispensable, et c'est à tort que les habitants du Nord conservent en Italie leur manière de vivre. On a remarqué que ceux d'entre eux qui se fixaient dans ce pays, et qui continuaient à se livrer aux plaisirs de la table et surtout à la boisson des liqueurs spiritueuses, ne vivaient pas longtemps. On ne doit ja-

----

(1) Les pratiques fondamentales de l'*entraînement* consistent d'abord dans l'emploi bien dirigé des purgations, des sueurs et de la diète ; puis l'amaigrissement obtenu, on répare les forces par un régime convenable. — L'homme qu'on entraîne diminue de 9 kilogrammes en deux jours, et de 12 kilogrammes en 5 jours.

mais oublier que chaque contrée produit
les denrées alimentaires les mieux appro-
priées à la nature de ses habitants ; c'est
ainsi que la campagne de Nice produit des
végétaux succulents, des fruits mucoso-
sucrés, acidulés et aqueux, aptes à tempérer
l'excitation du système circulatoire sanguin
et à s'opposer à la faiblesse qu'engendre la
sueur presque continuelle sous ce climat.
Les légumes y sont plus savoureux que
dans les contrées septentrionales et récèlent
un principe tonique qu'ils n'ont point ailleurs ; les fruits acidulés sont très-efficaces
dans les maladies chroniques. Les étrangers
qui viennent à Nice pour cause de santé ne
doivent point ignorer ces particularités, afin
de pouvoir en profiter. — Les viandes sa-
lées et fumées doivent être sévèrement pros-
crites.

Le vin du terroir niçois est capiteux et
porte à la tête ; il faut, par conséquent, en
boire avec modération et le mélanger avec
beaucoup d'eau. Le vin de Nice, dit M. Camous, est aux étrangers ce que l'eau de la
Seine est à ceux qui arrivent à Paris pour
la première fois, c'est-à-dire qu'il provoque
des troubles dans les fonctions digestives.

Le lait est d'une grande utilité dans les
maladies de poitrine ; il exerce une action
sédative et réparatrice tout à la fois. Le lait

de brebis est excellent à Nice, car les trou-
peaux qui le fournissent paissent dans les
champs une herbe fraîche et aromatique (1).
Il n'en est pas de même du lait de vaches ;
ces animaux sont généralement nourris dans
les jardins, où on leur fait manger de mauvaises feuilles vertes d'herbes potagères. Le
lait d'ânesse n'est pas non plus très-bon, car
la bête qui le fournit est ordinairement
louée à des étrangers pour des excursions
dans les environs, d'où elles reviennent

---

(1) A l'exemple des médecins allemands, nous re-
commandons le petit-lait de brebis dans la phthisie
pulmonaire commençante qui coexiste avec le lym-
phatisme et la scrofule, ainsi que dans la bronchite
chronique et les affections broncho-pulmonaires qui
simulent l'état tuberculeux.

Le petit-lait est encore efficace dans la pléthore
abdominale de l'hypocondrie, la gêne de la circulation veineuse dans les viscères, la constipation opi-
niâtre qui peut s'y rattacher, et enfin dans les hé-
morrhoïdes.

Les affections de nature hyposthénique chez les
femmes et les enfants, la convalescence des maladies graves, les épuisements causés par les excès,
les troubles nerveux entretenus par la faiblesse de
toute l'économie, sont également traités avec succès
par le petit-lait de brebis, à la dose de un à cinq
verres par jour pris surtout le matin.

souvent exténuées de fatigue. C'est fâcheux,
car le lait d'ânesse est le meilleur des laits,
attendu qu'il est le plus riche en iode, comme
l'a démontré M. le professeur Chatin.

EXERCICE.

On conçoit l'heureuse influence de l'exercice musculaire sur la nutrition et le déve-
loppement de nos organes. *Otium hebetat,
labor firmat,* a dit Celse. Bacon prétend que
« l'exercice est une des meilleures provi-
sions de santé. De là vient, ajoute-t-il, l'aisance à tout faire et à tout souffrir : c'est
l'école de la souplesse et de la vigueur. »
Par l'exercice, en effet, la circulation capillaire générale, la digestion, l'absorption,
l'assimilation, les sécrétions, toutes les fonctions, en un mot, acquièrent une plus grande
énergie, la calorification est accrue et la
solution des maladies chroniques accélérée.
L'exercice doit être pris en plein air et autant que possible à pied : la beauté du climat
le permet presque tous les jours à Nice.
Il y a peu de villes dont les environs
soient plus beaux et plus pittoresques. Tout
ce que la nature offre de gracieux , de
grandiose, de splendide s'y trouve réuni.

D'un côté la mer immense, et de l'autre les
riantes collines et les montagnes escarpées.
Ajoutez à cela un soleil presque toujours ra-
dieux et une campagne toujours parée des
grâces du printemps, et vous aurez une idée
de ce pays. Je ne ferai point ici la description des sites ravissants et des admirables
points de vue qu'on rencontre dans la campagne de Nice; je dirai seulement qu'ils
sont faits pour inspirer les peintres et les
poètes; le philosophe lui-même y trouve
matière à réflexion. Quant aux géologues,
aux botanistes et aux naturalistes, la campagne de Nice satisfera amplement leur cu·
riosité scientifique.

Villefranche, Beaulieu, Saint-Jean, Saint-
Hospice, les vallons de Magnan et de Mu-
rano, le Var, Saint-Barthélemy, le vallon
Obscur, les grottes de Saint-André, de Fa-
licon et de Château-Neuf, Torretas, la Fon-
taine-Sainte, les fontaines du Temple et de
Mouraglia, Saint-Pons, l'antique Cimiès, la
route de Gênes, Eza, la Turbie, le sanc-
tuaire du Laghetto, Monaco, etc., etc., sont
des lieux dignes d'être visités (1).

_____

(1) Pour de plus amples renseignements sur les
promenades dans la campagne de Nice, voyez l'excellent Guide de M. A. Burnel, dont une nouvelle
édition vient de paraître.

Les malades peuvent entreprendre ces excursions, quelques-unes à pied, les autres à cheval ou en voiture, par les temps de calme atmosphérique.

En aucun cas les malades ne doivent sortir le matin et le soir, sous peine de détruire en un instant les effets des soins hygiéniques les mieux entendus et de déjouer les espérances les plus légitimes ; car, on ne saurait trop le répéter, les matinées et les soirées sont perfides à Nice ; il y règne toujours une grande humidité et elles sont toujours fraîches à cause des vents du Nord qui soufflent constamment pendant la nuit.

Les heures les plus favorables pour la promenade sont, en hiver, de dix heures et demie à trois heures et demie du soir au plus tard. Vers quatre heures la rosée commence à tomber et les malades doivent s'empresser de rentrer chez eux.

Le soleil au milieu du jour est si ardent qu'il occasionne souvent des maux de tête et parfois des *coups de soleil*. On évitera ces dangers en portant des chapeaux de paille à larges bords et en s'abritant sous des parasols d'étoffe grise fort en usage à Nice.

Les changements de température sont parfois si subits, la transition du soleil à l'ombre est si brusque et si grande, puis-

7*

qu'il y a, en hiver, une différence de plus de 20° d'un endroit à l'autre, qu'on ne saurait trop se prémunir contre ces inconvénients. On y parvient en portant sur la peau des gilets ou mieux encore des chemises de flanelle, des ceintures, et sur son bras un paletot ou un manteau léger en forme de collet, ou bien encore un châle, une écharpe, dont on se couvrira lorsque ces changements auront lieu, ou lorsqu'on quittera les endroits exposés au soleil.

C'est en suivant scrupuleusement ces conseils que les malades éprouveront tous les bienfaits de l'*influence médicatrice du climat de Nice.*

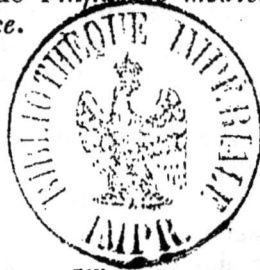

FIN.

TABLE DES MATIÈRES.

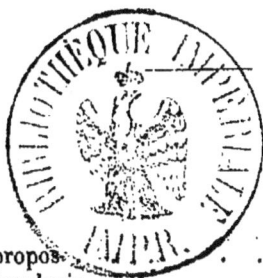

Lyon. — Impr. de Louis Perrin.

www.ingramcontent.com/pod-product-compliance
Lightning Source LLC
Chambersburg PA
CBHW072348200326
41519CB00015B/3701